只要「聽」1分鐘，耳聽目明不失智！

# 聽音樂，練耳朵

工學博士
小松正史 著
醫學博士
白澤卓二 監修

附CD

U0056659

瑞昇文化

# 這本書會改變你的耳朵狀況！

過去聽得很吃力的聲音
**現在可以輕鬆地聽見了**
（21歲男性）

早上跟晚上的電視
**音量差距比以前更小了**
（79歲女性）

聽到的聲音漸漸變得
**更加有立體感了**
（45歲男性）

耳朵變得
**對遠處的聲音更加敏感**
（65歲女性）

本書的音源
**是耳朵的良藥**
（52歲女性）

## 耳朵與腦的關係

腦部的顳葉有一處被稱為聽覺皮質的領域。聲音的振動是在鼓膜讀取空氣振動後藉由聽小骨的傳導轉換，接著刺激位於內耳部分的神經細胞。這個信號傳遞到顳葉的聽覺皮質，就形成我們所知道的「聲音」了。

內耳部分有一個長得像是蝸牛、被稱為耳蝸的構造，在耳蝸中橫列著一排名叫毛細胞的感覺細胞。每一隻耳朵中存在著數萬個毛細胞，用來區分聲音的高低、將之轉換成電氣訊號，接著再傳到腦部。我們能夠分辨低音和高音的差別，就是多虧了這些毛細胞。

人類在進入高齡期後認知機能就會漸漸地下降，當機能下滑到一定程度時，就可能出現失智症。特別是聽覺皮質所在的顳葉，就是最容易引發失智症的代表性疾病——阿茲海默症引發病變的部位。

本書的目標在於藉由「聽音辨別」的訓練來增加腦部的可塑性，以及提升認知機能。我非常期待透過這本作品，可以讓更多的讀者能夠在高齡期維持認知機能，並且過著更高品質的生活。

醫學博士　白澤卓二

# 聽音樂，練耳朵　目次



## 鍛鍊耳朵有甚麼好處呢？



## 第1部　耳朵的基礎訓練

## 第2部　耳朵的應用訓練

## 注意事項

●各位也可以透過本書中的QR code來聆聽音源。聆聽時請準備可掃描QR code並播放音源的設備，例如智慧型手機等。

・掃描QR code的程式請自行下載。
・在設定靜音的情況下，有可能無法播放出聲音。
・依訊號強弱等因素，有可能無法連結到放置音源的網站。
・音源網站會在未公告的情況下變更或終止服務。

●本書所介紹的訓練法是以「不必到耳鼻喉科治療」的人為對象。「聽起來」的變化也會因人而異。

鍛鍊耳朵
有甚麼好處呢？

身體狀況是會衰退的。

因此，我們會透過鍛鍊腹肌、出外健行、伸展肢體等各式各樣的方式來抵抗衰老，同時在平日就相當注重要透過身體的鍛鍊，來改善自己現在的狀況。

那麼，耳朵的部分該怎麼做呢？

耳朵這種東西，就像身體的其他部位一樣會隨著年紀增長而導致狀況下滑。過度或錯誤的使用更是會增加衰退的速度。

不過有一件事是許多人都還不知道的。

那就是，

**耳朵其實是可以鍛鍊的**

妥善運用本書，對您來說將會有「7個好處」喔。

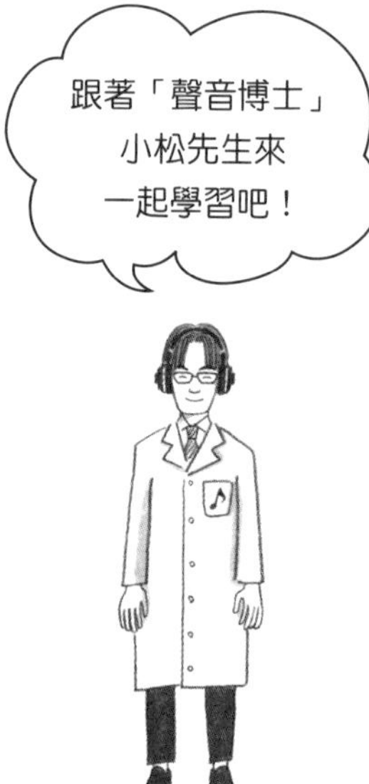

# 01

# 防止老化

人隨著年紀增長，對於聽到高音域的聲音就會越來越吃力。這個問題通常發生在進入50歲以後，也就是所謂的「耳朵老化（老年性重聽）」。一般來說，長時間暴露在噪音環境之下是最主要的原因。**耳朵這個器官並不像眼睛一樣能閉起。**如果讓「毛細胞」這個感受聲音的細胞過於疲累，就可能出現重聽的毛病。

而且，另外還有一個要點。無意識地遮斷不想聽的聲音，以致耳朵不太被使用的情況，也會加速耳朵的老化。因為一旦減少對腦部的刺激，使得我們只能感知到部分的聲音的話，就會破壞其中的平衡，導致「耳朵失衡」的問題。**耳朵失衡，其實也和身體整體的老化有所關連。**

防止耳朵失衡最簡單的方法，就是積極地去聆聽能讓身心舒適的聲音。一旦我們放鬆自己，聽著自己喜歡的音樂，耳朵以及周遭的肌肉就能有效舒緩，將適度的刺激傳達到腦部。

進行訓練後也會提高對聲音的注意力，能夠讓腦部得以處理比過去還要多的聽覺情報，達到防止老化的效果。

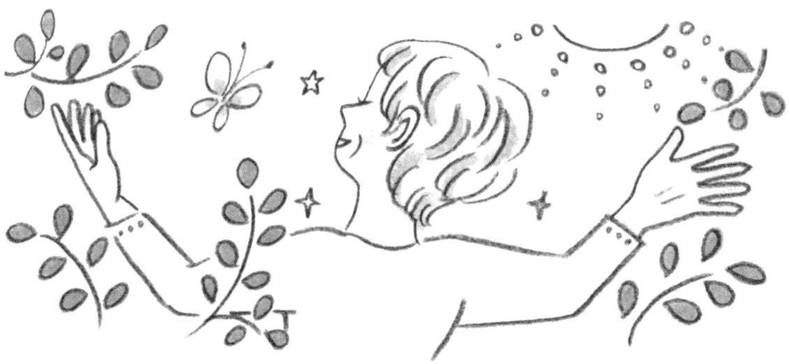

02

# 腦部活性化

鍛鍊聽力這件事，和促進腦部活性化也是有所關連的。那麼，所謂的「腦部活性化」，又是在指什麼樣的狀態呢？

舉例來說，就像是「提高集中力」、「增進記憶力」、「開展判斷力」這些效果。也就是將腦部機能發揮到極限的狀態。特別是聽覺刺激不只侷限在腦部聽覺皮質的部分，而是像網路那樣傳送到腦部全體，因此對於促進腦部活性化特別有效。

所以，**如果耳朵的的狀況越來越差，送往腦部的聽覺刺激量也會減少，讓大腦活動呈現停滯。**因狀況不同，甚至**不能否定與失智症有關的可能性。**簡直就像是把「耳朵之門」關起來一樣。

為了抑制這樣的情況，我們有必要「積極地去聆聽」聲音，但是要接收大量的聲音也是很麻煩的事情。不過，只要我們把耳朵專注在聲音的微妙變化之上，就能達成積極讓腦部接收聲音刺激的效果。本書的宗旨，就是要教導大家學會這種「積極地聆聽方法」。

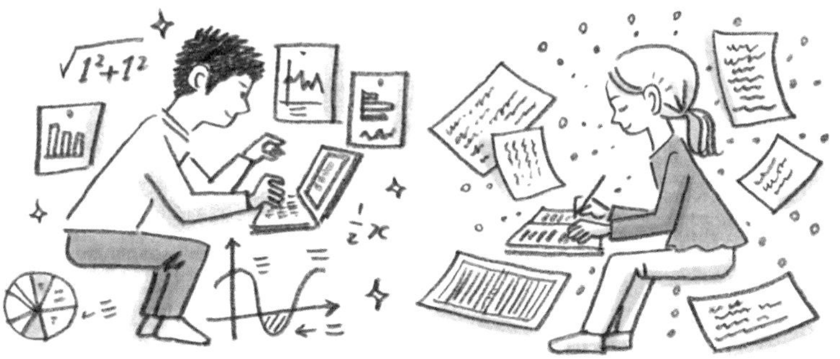

# 03

# 身體活性化

所謂的身體活性化狀態，就是指充滿生氣地活動身心，並充分發揮自己所具備的氣力。只不過，即便是擁有健康身體，能夠徹底展現能力的人卻意外地少。

有兩個關鍵要素能夠有效提高我們原本就擁有的「身體潛在能力」。那就是「輕鬆聆聽高音域的聲音」以及「將聲音轉換成視覺影像」的能力。

**高音域的聲音（特別是自然音）能夠讓大腦的深處部位有效活動、充分作用。**在這樣的契機下，能夠促進腦部整體活性化，並且讓身體也隨之連動。

此外，聽覺刺激能夠對五感全體都發揮作用。例如在我們聽到從前聽過的懷念聲音，當時所見的風景和氣息，有時甚至連味覺都能被勾起回憶。

藉由使用涵蓋高音域比重較多的音源、或是將視覺風景印象化的環境音來進行訓練，就會促進腦部的活性化，也能提升身體整體的活力。

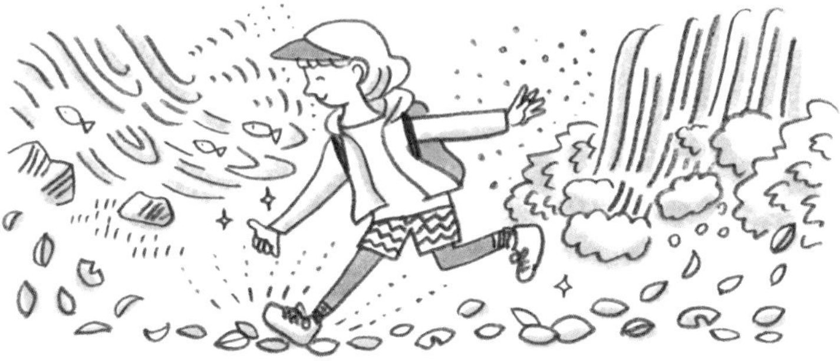

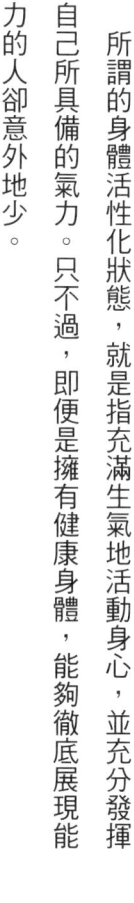

04

# 提升溝通能力

只要鍛鍊耳朵的話，也能提高自己的溝通能力。

提到溝通能力，大致可以分為兩大項。其一就是「以傳遞情報為目的的會話能力」。例如像是會議或傳話等情況，也就是正確傳達的能力。

另一個則是「讓會談能夠更加愉悅暢快的會話能力」。例如閒話家常或聊天等情況，比起正確傳達意思，更重視言談自體的價值性。

在這之中有一個重要的關鍵，就是「聲音」。像是對方是在什麼時間點和自己搭話、使用什麼樣的說話節奏、聲音響亮的變化情況、周遭又有什麼聲音等等。

會話這種行為是一個相互作用的過程。**如果能迅速地察覺彼此會話的響亮程度或周圍出現的聲音，就能讓會話之間的傳遞更加圓滑順暢。所以鍛鍊出對聲音敏感的耳朵，就是強化溝通能力的秘訣。**

大家一起來藉由訓練，打造出能夠輕鬆地感知到周圍聲音的耳朵吧！

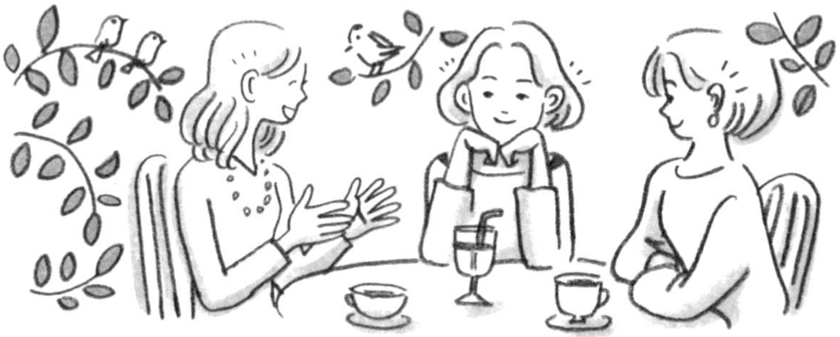

05

# 迴避危險／確保安全

只要好好鍛鍊耳朵，對於四周的聲音就會更加敏感，因此會更容易迴避突如其來的危險，並且確保人身安全。

野生動物原本就過著繃緊神經的生活。自己的安全要靠自己守護。所以聲音這種東西，就是能立即察覺外來敵人、同時也是相當重要的情報。**比起眼睛，耳朵更能隨即感受到敵人的氣息。從距離到所在方位都能在瞬間進行判斷。**這就是所謂的「聲音的方向感」。

但是對於生活在現代的人們來說又是什麼樣的情況呢？我們大多身處在一個安全被確保的環境之中，對聲音的直覺也因此衰退了。就拿戴著耳機，在屏蔽周圍聲音的情況下走在大街上的人來說，不論是朝著自己駛來的車子、從旁呼嘯而過的腳踏車，都很難靠耳朵去注意到。**在事故發生之前，就靠著耳朵捕捉即將襲來的危險情報**，這就是「以耳朵迴避危險」的情況。

如果我們訓練自己的耳朵，讓它更容易去掌握音源的方向及距離感，即便不倚靠視覺，也能夠讓身體記住對音源位置的感受能力，也就是所謂的聲音的方向感。

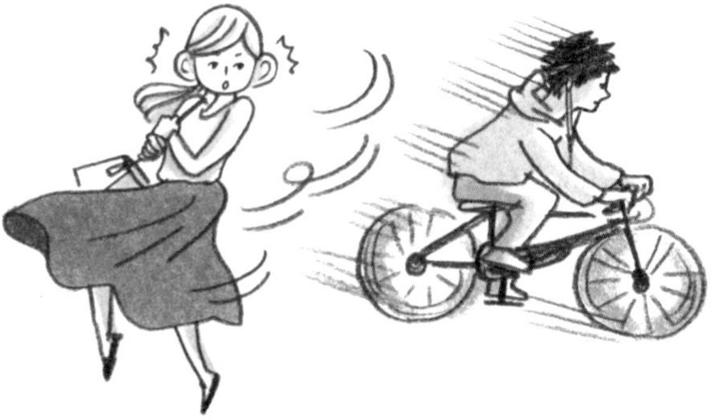

06

# 提升音樂鑑賞力

聆聽音樂的能力，是可以靠著日積月累的鍛鍊去提升的。如果能做到這樣，就能進展到更深入的音樂鑑賞能力，從中獲得更大的感動。

提到音樂鑑賞力，大致可以分為兩大類。其一就是「聲音的分離力」。很多的音樂都是由複數的樂器部門構成。**如果大家能將各種樂器的聲音獨立出來聆聽的話，就能讓自己的音樂鑑賞力邁入更高的層次。**另一個則是「音樂的追蹤力」。音樂無時無刻都在持續變化。不只是旋律，像是聲音的強弱、速度、音色等等要素都是瞬息萬變的。

所謂的分離聲音、追蹤聲音，就像是調整照相機的焦距那樣，**用耳朵去鎖定想要聽到的聲音。**也就是說，我們要培育出能夠捕捉「全體⇕個別」差異的耳朵。例如，當你聽到並分離出貝多芬曲子的部分片段時，還能立刻退一步並客觀地綜觀全體的話，就太棒了。

像這樣的耳朵訓練，是可以靠著訓練培養的。同時也能習得深入了解音樂的能力。

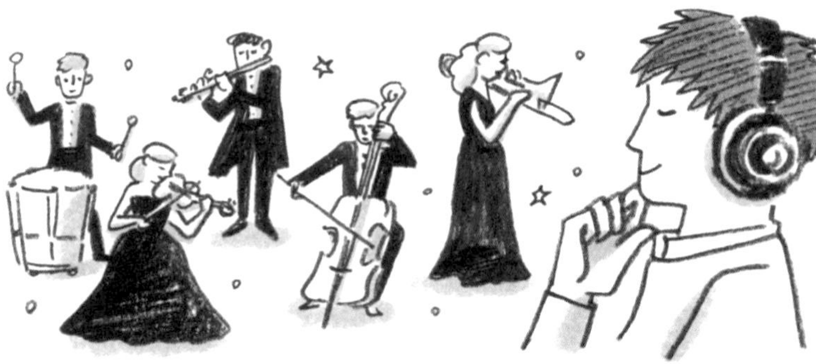

07

# 湧現創作欲望

聲音還擁有讓人創作欲望高漲的功能。若是可以展開新的事物，日常生活也會變得更加新鮮有趣。

人類會將自己至今所累積的經驗，以「記憶」的形式儲存在無意識的領域中。**雖然直接取出記憶是比較困難的，但我們可以透過創作活動將它們表現出來。**

平時，我們總是過著將焦點放在自己想要聽到的聲音之上的生活，不過在周遭背景中還是充斥著許許多多的聲音。

一旦我們去傾聽那些自我意識之外的聲音，那些存在於無意識中、自己很難去控制的記憶或創作素材就可能被牽引出來。

也就是說，**來自意識外的聲音刺激，是激發記憶或嶄新發想時不可或缺的要因。**

只要施行「積極去聆聽意識外聲音」的訓練，是可以讓人湧現出創作欲望的。

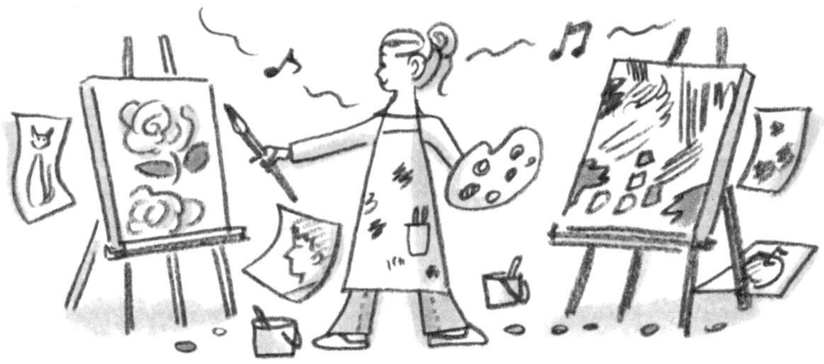

# 本書的使用方法

## 一邊聆聽「聲音」，一邊進行的耳朵訓練。

### 第1部　耳朵的基礎訓練

基本的訓練。每一項訓練都是由3個步驟所構成。每一個步驟大約只要花費1～2分鐘的時間就能完成，請在閒暇之餘就積極持續進行吧。

### 第2部　耳朵的應用訓練

將在第1部的基礎訓練中所學會的技巧進行複合式組合的訓練。每一段音源都是由3個等級建構而成的訓練。若是習慣之後，就請朝著更高一層的階段邁進吧。

## 存在於「不可思議的音源」之中的秘密。

在「第2部　耳朵的應用訓練」階段中所使用的音樂（Track19～22），為了讓大家都能一邊享受其中的樂趣、一邊持續進行，因此都是考量到以下幾個要點後製作的原創音樂。

**＊包含提升耳朵敏感度的訓練訴求在內**

**＊具有讓人放鬆的效果**

**＊即便持續聽也不會讓人厭煩的旋律、節奏、節拍。**

## 方法 way

訓練時請聽著本書附上的CD一起進行。音量不要過大或過小，請調整到自己覺得恰到好處的程度來聆聽。如果實在是聽不太到的話，就請調節音量吧。

## 時間 time

「第1部　耳朵的基礎訓練」每一段大約需要1～2分鐘。「第2部　耳朵的應用訓練」每段大約使用5分鐘左右的音源。

## 道具 tools

雖然使用喇叭播放也能進行訓練，但我們還是推薦您使用耳罩式或耳塞式耳機。在進行到區分左右邊聲音的訓練時，會更容易重現音源的空間感。

## 場所 place

如果處在精神集中的狀態，效果會更好。因此建議在能讓人平靜放鬆的家中進行訓練。不過，即便只是播放本書的音樂就能達到刺激耳朵的效果，所以也可以在自己喜愛的場所播放曲子當作背景音樂。

## Check!

**符合以下狀態請打✓，藉此確認自己目前的耳朵狀態吧。**

- [ ] 運動不足（長時間持續坐著工作）
- [ ] 累積了很多壓力和疲勞
- [ ] 每天使用耳罩式或耳塞式耳機長達1小時以上
- [ ] 身在安靜的場所時，會很在意聽到「嗡～」、「嘰～」之類的耳鳴聲
- [ ] 即使在距離只有1～2公尺的距離談話，也很難聽清楚對方的聲音
- [ ] 經常重複著同樣的對話
- [ ] 被家人或旁人注意到自己常會把電視機的音量開得很大聲
- [ ] 被人說「你的聲音太大了」
- [ ] 被人說「你講話時的反應有點遲鈍（言談中會出現停頓）」
- [ ] 在醫院等地方被叫到名字時也沒有反應過來

我有0個　✓：沒有問題
我有1～3個✓：出現聽力衰退的原因
我有4～6個✓：聽力有點衰退
我有7～9個✓：聽力衰退
我有10個　✓：聽力大幅衰退

**如果您有出現以上的狀況，**
**請立刻跟著我們一起藉由聽音樂**
**來鍛鍊耳朵吧！**

第1章

# 耳朵的基礎訓練

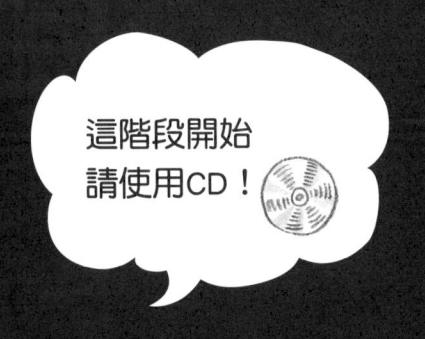

這階段開始
請使用CD！

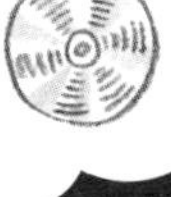

耳朵訓練 01

# 試著分離聲音吧

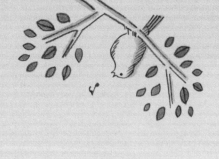

所謂的分離聲音，就是將同時存在的兩個以上的聲音各自區分出來。

如果能夠將每種聲音一個一個「獨立」出來聆聽，就能從音源獲得更多的情報訊息。

這樣一來，我們就能更輕鬆地迴避來自周遭的危險，並且促進腦部的活性化。

Training Menu

# 訓練流程表

步驟1

*

## 聆聽聲音

↓

步驟2

**

## 感受聲音的數量

↓

步驟3

***

## 區分兩種聲音

Track 01

步驟 1

*

# 聆聽聲音

2分

聆聽法

**聲音會依序出現，請一邊注意「這是什麼聲音」，一邊輕鬆地享受曲子吧！裡面有樂器的聲音，也有生活中的環境音喔。**

**Point！**

- 請將每種聲音當成「單一風景或場面」來捕捉。
- 試著幫出現的聲音取一個「名稱」。
- 嘗試用浸透入「腦中」的意識來辨別聲音。

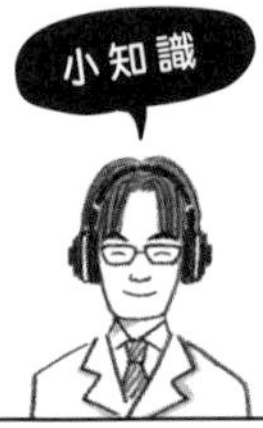


用耳朵去捕捉接連出現的聲音，因為是在短時間內集中精神去注意「這是什麼聲音」的訓練，因此更容易讓大腦獲得聲音的相關訊息。聲音並不是只能靠耳朵去聽，即便只是意識到每一個音源的存在，對於促進腦部活性化也是有效果的。

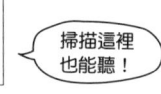

掃描這裡也能聽！

Track 02

## 步驟 2

＊＊

# 感受聲音的數量

1分

聆聽法

**這裡會聽到水滴滴落的聲音。請只數出低處滴落的水滴數量吧。習慣之後，也試著留意一下高處滴落水滴的數量。**

**Point！**

- 要數出全部的水滴數量是比較困難的。因此只要注意到每個聲音出現的瞬間就能有所幫助。
- 盡可能不要扳手指計算，只在腦海中留意聲音的出現，默默地記下數字吧。

小知識

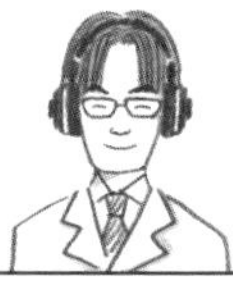

數數這個行為對於大腦來說是一個很好的刺激。數出聲音的數量，和提升集中力以及記憶力的關係是有所連結的。

掃描這裡
也能聽！

Track 03

## 步驟3

＊＊＊

# 區分兩種聲音

1.5分

聆聽法

**這裡會同時出現兩種聲音，請留意比較「明顯」的那個聲音。**

**Point！**

- 請專心聆聽那個比較明顯的聲音。
- 習慣之後，就改為留意另一個比較不明顯的聲音。
- 當能夠聽到比較不明顯的聲音後，這次嘗試看看「同時」去聆聽明顯和不明顯的聲音。

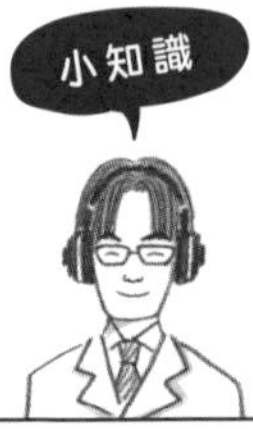


同時存在兩個以上聲音的場合，就會出現比較容易聽到和比較不容易聽到的聲音。聲音被聲音抵銷的現象稱為「masking」，比較明顯的聲音為「masker」（覆蓋的聲音）、比較不明顯的聲音為「maskee」（被覆蓋的聲音）。如果能夠分別聽出兩者，耳朵的敏感度就會有飛躍性地上升。

掃描這裡
也能聽！

## Check!

□不放過流進耳朵中的聲音，能夠確實「聽到」。

---

□能夠數出聲音的數量。

---

□能夠確實意識到「明顯的聲音」和「不明顯的聲音」的差異。

耳朵訓練
02

# 試著聆聽音色吧

所謂的音色，就是指「聲音的性質」。
即便是同樣大小、同樣高低的聲音，也會因為演奏樂器的差異，
帶給聽者截然不同的印象。這種特質就是音色。
我們能夠一聽到聲音就知道聲音的主人是誰，也是拜音色所賜。
如果各位可以變得能意識到音色的差異，
那麼從聲音獲得的情報量也會飛躍性地增加，
亦可持續磨練「品味」聲音的能力。

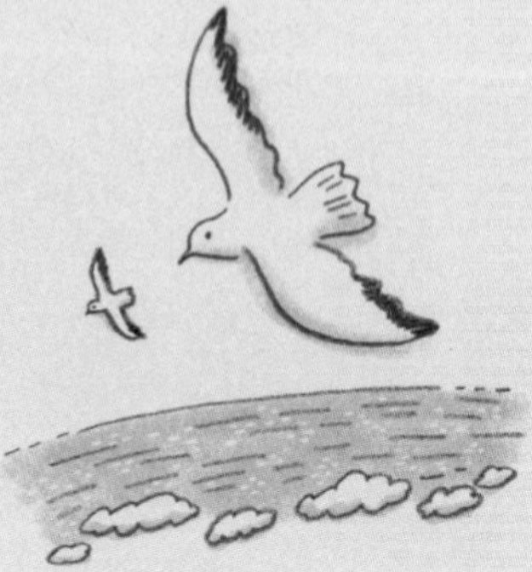

Training Menu

# 訓練流程表

步驟1

*

## 感受音色

↓

步驟2

**

## 感受明亮的聲音

↓

步驟3

***

## 感受兩種音色的不同

Track 04

## 步驟1

*

# 感受音色

1分

聆聽法

**鋼琴的音色將會有「基本型」→「厚重型」→「黑膠唱片型」→「殘響型」等4種變化。請注意聆聽每種音色喔。**

**Point！**

- 不只是旋律，也試著留意聲音的發出方式。
- 聲音的餘韻也是很重要的音色。大家也請將注意力放在聲音消失的瞬間。

小知識

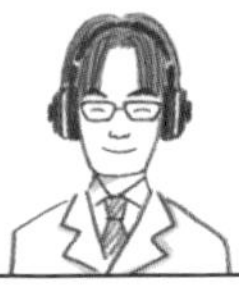

用簡單的一句話來介紹鋼琴的話，就是音色的變化相當具多樣性。各位在聽的時候請記得邊留意「音色」，邊跟著旋律聽下去吧。光是改變音色，相信就能讓大家因為旋律的印象變化而感到驚奇。聚精會神地意識到音色的變化，就能帶給腦部相當多的刺激。

掃描這裡也能聽！

Track 05

## 步驟 2

＊＊

# 感受明亮的聲音

1.5分

聆聽法

**將一首曲子分節，形成「稍微灰暗的聲音」→「明亮的聲音」這樣的音色變化結構。試著去感受明亮的部分吧。**

Point！

- 為了比較音色的不同，集中精神去記憶每一種聲音的印象是很重要的。
- 在還不能習慣的階段，重複多聽幾次，讓聲音的印象進入腦海中。

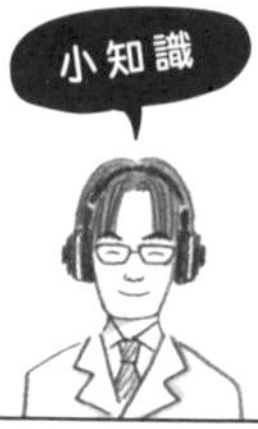


聲音的印象是可以轉換成我們嘴裡所說的詞彙的。在這裡，我們要試著去感受來自聲音視覺化表現之一的「明亮」。靠著聽覺與言語感受的連結，可以提高腦部感覺情報的處理效率，增進大腦整體的活性化。

掃描這裡
也能聽！

Track 06

## 步驟 3

＊＊＊

# 感受兩種音色的不同

1.5分

聆聽法

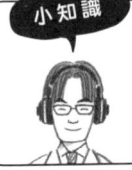

將同樣大小、同樣高低的兩個聲音音色變化，成對呈現。試試看如何將你對兩種音色的差異轉化成語言吧。例如「乾燥⇔濕潤」、「明亮⇔黑暗」、「渾厚⇔清爽」等等。

**Point！**

- 比起聲音的「高低」和「大小」，捕捉「音色的差異」是比較困難的。大家可以多嘗試幾次看看。
- 將全身的專注聚集在耳朵，比較看看音色微妙的差異吧。
- 若是能感受到「總覺得有些不同」的程度就已經很有效了。

**小知識**

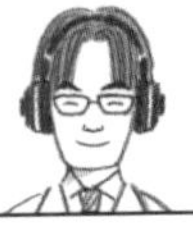

有人說耳朵的鼓膜是皮膚的延伸。就像碰觸東西那樣，品味聲音的感覺也是很重要的。如果能將聽覺連結到其他的感覺再聆聽的話，就能提升身體的感受性。

掃描這裡
也能聽！

## Check!

□能夠意識到音色。

□感受音色時，能夠將那種印象轉換成語言。

□能夠感受到兩種音色的差異。

耳朵訓練 03

# 感受聲音的大小吧

人類對於聲音的大小，有「客觀（物理）性的」與「心理（主觀）性的」兩種感受，而這兩者給人的感覺並不一致。

從外部傳入的情報，會由腦部自動進行調整。

在這個階段，我們要試著去注意那些平時被我們所忽略的「微小聲音」。

如果能讓耳朵的頻率去同步微小的聲音，察覺到至今不曾注意過的事物，就能讓停滯的聽覺皮層開始活絡。

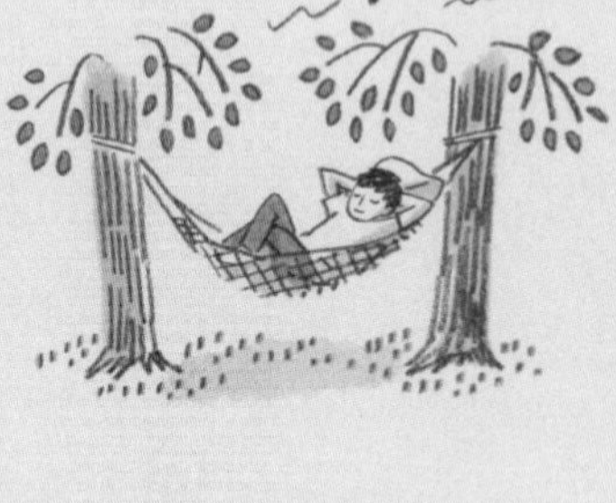

Training Menu

# 訓練流程表

步驟1

*

## 聆聽微小的聲音

↓

步驟2

* *

## 比較聲音的大小

↓

步驟3

* * *

## 感受音量的變化

Track 07

步驟 1

*

# 聆聽微小的聲音

1分

聆聽法

一開始只會出現一個聲音。它會逐漸變小，耳朵請留意「聲音消失的瞬間」。接下來會連續出現聲音，在這裡請將注意力放在聲音與聲音之間的寂靜。

**Point！**

- 這裡的聲音並沒有確切的消失點。依每個人的感受而定。
- 當各位能感受到聲音消失的瞬間時，也不妨試著慢慢品味那種寂靜感吧。

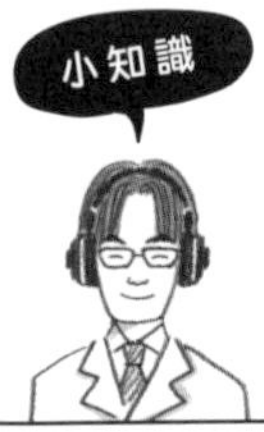


如果大家能注意到寂靜的部分，應該就能感受到周遭的聲音突然變大了。這能夠促進「前意識」這個平常難以留意區塊的活性化，讓聽覺皮層的活動更活絡。各位應該也能實際體認到微小聲音的存在與腦部活性化的關連性才是。

掃描這裡
也能聽！

Track 08

## 步驟 2

＊＊

# 比較聲音的大小

1.5分

聆聽法

**大家在這裡會聽到5種音階各自重複兩次，請試著感受聲音大小的不同。一開始是單音，接著是和音以「大→大」、「小→大」、「大→小」的順序出現。**

### Point！

- 一邊注意聲音大小的「差異」，一邊感受聲音吧。
- 一邊預測聲音大小的「變化」，一邊感受聲音吧。
- 用像是自己在演奏的心情，去品味聲音吧。

小知識

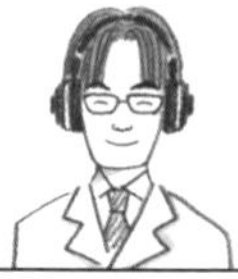

當細微的聲音變化傳進耳朵時，就會讓鼓膜附近的聽小骨和周圍的聽骨肌活潑運動，讓聲音聽起來更加平順。

掃描這裡也能聽！

Track 09

## 步驟3

***

# 感受音量的變化

1分

聆聽法

**鋼琴的音階會隨音量的改變而變化。最初是「小→大」，然後是「大→小」，最後是「小→大→小」。**

**Point！**

- 像是把自己的意識「乘載」於音量變化之上的感覺那樣，享受每一段樂句吧。
- 仔細留意每一個出現的音，集中精神聽到最後吧。
- 不妨也嘗試觀察隨著音量變化，自己的心境又會有什麼樣的改變呢？

小知識

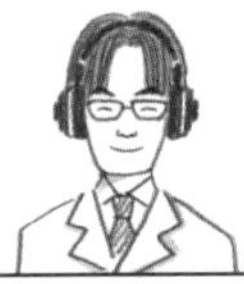

一開始只是順著聲音聽下去，習慣之後就能預測音量的變化。這個階段的訓練因為和提升我們的預測力有關，因此對腦部活性化、迴避危險、音樂鑑賞等方面都能帶來好的影響。

掃描這裡
也能聽！

## Check!

□能夠注意到聲音消失的瞬間。

□能夠聽出聲音與聲音之間的寂靜。

□能夠辨別聲音大小的「差異」。

□能夠辨別聲音大小的「變化」。

耳朵訓練
04

# 感受聲音的高低吧

即使是同樣的聲音，只要高低不同，給人的印象就有很大的變化。帶給耳朵的效果也會有所變動。

例如高週波數的聲音，能夠給予腦部最好的刺激，若是能有效地去意識，並且被腦部接收，就能產生讓疲憊的耳朵逐漸復甦的效果。

至於低周波數的聲音，和人的聲音比較接近，因此能夠幫助我們平撫情緒，調整心跳以及呼吸的節奏。

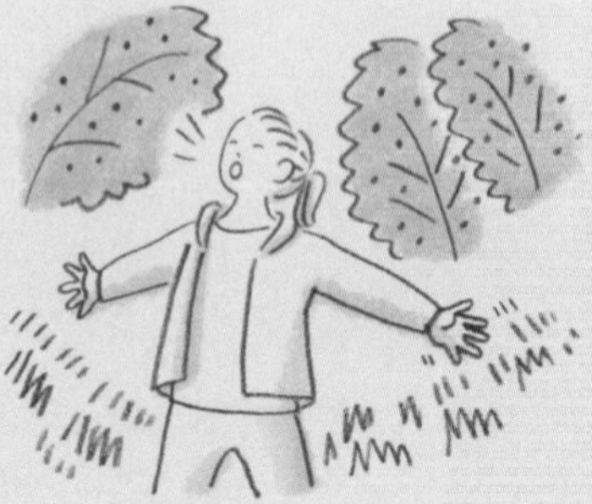

Training Menu

# 訓練流程表

步驟1

*

## 聆聽高區段的聲音

↓

步驟2

**

## 聆聽低區段的聲音

↓

步驟3

***

## 感受聲音高低的變化

Track 10

步驟 1

*

# 聆聽高區段的聲音

1分

聆聽法

**包含樹葉摩擦的聲音、小鳥的嗚唱、溪流的淺灘流水等等，本階段會播放森林中的聲音。因為會凸顯4000赫茲左右的高音，請各位留意聆聽高區段的聲音吧。**

Point！

- 一邊聽著流洩而出的聲音，一邊在腦海中試著顯現出森林的具象風景吧！
- 抱持讓耳朵好好休息的心情，將高音融入自己的體內。

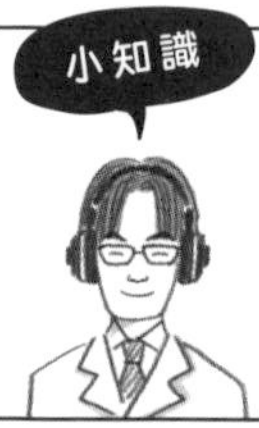


高周波數的音域，會為耳朵聽小骨附近的肌肉帶來良好的刺激，也和讓聽小骨圓滑地律動的過程有所關聯。聆聽高區段的聲音，促進腦部性化的功能自不用多說，對於抑制因老化導致的聽力衰退也有功效。

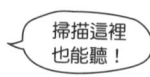

掃描這裡
也能聽！

Track 11

步驟 2

＊＊

# 聆聽低區段的聲音

1分

聆聽法

本階段會播放石磨的迴轉聲。因為是凸顯200赫茲左右的低音，請各位留意聆聽低區段的聲音吧。

**Point！**

- 用輕鬆愉悅的心情，來享受低音吧。
- 隨著石磨迴轉速度的變化，聲音的低沈度會有微妙的變化。各位在聆聽時可以留意這點。

小知識

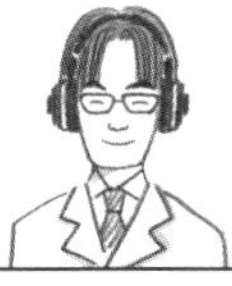

低區段的聲音，擁有能帶給人沈著平穩的功效。也容易產生平穩呼吸節奏、緩和心跳速度、助眠等心理效果。因為石磨在迴轉運作時的聲音很接近人類聲音的高度（成人普通時候的對話：約120～130赫茲左右），若是各位積極進行本項訓練的話，也可期待它能帶來幫助聆聽會話更加順暢的效果。

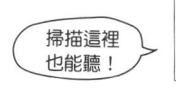

掃描這裡
也能聽！

Track 12

步驟 3

***

# 感受聲音高低的變化

1分

聆聽法

**瀑布的聲音會從低音漸漸地轉向高音，接下來又會從高音變化成低音。請各位在本階段的聆聽過程中感受其中的變化。**

**Point！**

- 彷彿自己也變成聲音一部分的感覺，隨著聲音的律動，一邊聆聽、一邊想像吧。
- 大家覺得哪一個部分的聲音高低是讓自己心情最舒適的呢？請試著記下那個音域吧。

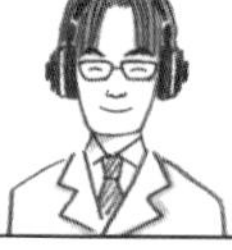

小知識

當聲音在高低變化的時候，會對大腦造成良好的刺激。而且，還會改變我們對眼睛所見事物的印象。藉由聽覺的刺激，也會為跟空間知覺有關的視覺皮層帶來影響。

掃描這裡
也能聽！

## Check!

□ 能夠聽到高音。

□ 能夠聽到低音。

□ 能夠察覺到聲音的變化。

□ 能夠找到讓自己身心最放鬆的音域。

耳朵訓練
05

# 感受聲音的寬廣度吧

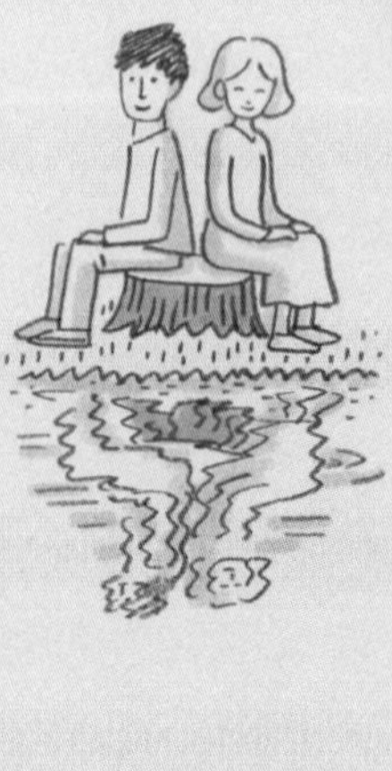

生活在現代社會的我們，平常總是只注意周遭附近所出現的聲音。如果用眼睛的狀況來形容，就像是「近視眼」那樣的狀態。

音源所在處和聆聽者的位置關係，會改變人對聲音方向和寬廣度的感受。

相對的，我們也能從聲音的出現，去預測音源所在的場所和空間的寬廣度。

各位進行這項訓練後，就能連結大腦的聽覺皮層與視覺皮層，學習到優秀的身體感知能力。

Training Menu

# 訓練流程表

步驟1

*

## 感受聲音的方向

↓

步驟2

**

## 感受到出現動態的聲音

↓

步驟3

***

## 感受遠處的聲音

Track 13

## 步驟 1

*

# 感受聲音的方向

2分

聆聽法

**本階段會出現6種聲音，並且從各種方向傳來。請留意聲音是從右邊、正面、還是左邊出現的吧。**

*本階段訓練，可以的話請盡量使用耳罩式或耳塞式耳機。

**Point！**

- 途中會出現同時聽到複數聲音的部分，請區分出左右，試著同時聆聽不同方向的聲音吧。
- 若是能在腦海中想像出空間的寬廣程度畫面，就是相當棒的進步。
- 如果有其中一耳能夠聽得特別清楚，那就是您的「慣用耳」。

小知識

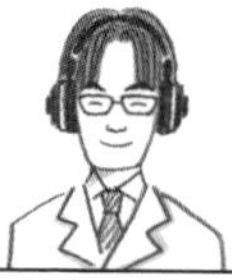

請慎重地探尋聲音的方向。這樣一來，掌握聲音的方向性就會變得更加容易，大腦內的立體感覺能力和空間認知能力也會有所提升喔。

掃描這裡
也能聽！

Track14

## 步驟2

＊＊

# 感受到出現動態的聲音

1分

聆聽法

**小鳥的鳴叫聲會從各種方向傳來。請一邊聆聽、一邊留意聲音出現的方向吧。**

會依照❶正面→❷左右→❸正面的順序出現。

※本階段訓練，可以的話請盡量使用耳罩式或耳塞式耳機。

**Point！**

- 在追尋聲音來源的同時，也請記得在腦海中想像出視覺風景。
- 習慣聲音的動態後，請試著預測那個聲音的移動方向吧。

小知識

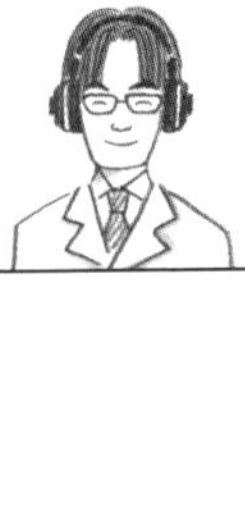

如果大家能在腦海中將聲音的動態進行視覺呈現，就是很大的進步。也有一些人會在聲音移動的同時，連眼球也無意識地一起動作。這種情況，就是聽覺與視覺產生相互作用的證據。所以不管是眼睛還是耳朵，其實都是和大腦有著密切關係的。

掃描這裡也能聽！

Track 15

## 步驟3

*

# 感受遠處的聲音

1分

聆聽法

**本階段可以聽到祭典中的吆喝聲。請各位嘗試追尋朝著遠處移動的吆喝聲吧。**

**Point！**

- 想要判斷出正確的距離是有困難度的，所以只要以「近景」、「中景」、「遠景」等三階段基準大致掌握自己和聲音來源的距離即可。
- 依據距離的不同，聲音帶給人的印象會有很大的差異。所以也請大家注意聲音的變化。

小知識

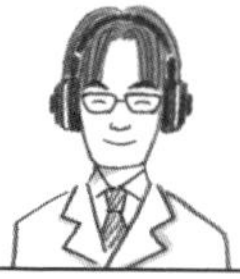

當我們把聆聽的目標確實聚焦在朝遠處移動的聲音時，其實就像是使用耳朵去眺望遠處風景那樣的狀態。如果耳朵能夠捕捉遠處的聲音，就能同時提高我們對聲音的空間認知能力和分離力。

掃描這裡
也能聽！

## Check!

□ 能夠一邊聽、一邊留意聲音出現的方向。

□ 能夠捕捉到進行移動的聲音。

□ 能夠感受到朝著遠處移動的聲音變化。

耳朵訓練
06

# 感受聲音的時間吧

所謂聲音的時間，就是指「長度・速度・間隔」。
在音樂表現的形式中，只要加入一點節奏變化，
就能為演奏帶來很大的衝擊性。
我們人類對於類似這樣的時間知覺就是相當敏感。
在與人進行對話的時候，也能只靠著言談中的停頓間隔，
去輕易讀取對方的情感，讓雙方對談能夠更順暢地展開。
如果能掌控時間的話，也能掌控聲音。
只要能意識到聲音的時間特質，
就能提高我們的鑑賞力、表現力、以及會話力。

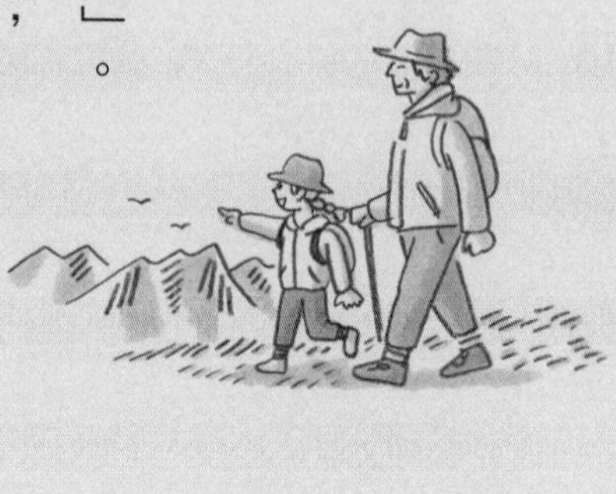

Training Menu

# 訓練流程表

步驟1

*

**聆聽短的聲音**

↓

步驟2

* *

**感受聲音與聲音之間的長度**

↓

步驟3

* * *

**感受聲音的速度**

Track 16

## 步驟1

*

# 聆聽短的聲音

1.5分

聆聽法

本階段會出現11段每段長度約5秒的聲音。當聲音出現後，請嘗試立即思考這是什麼聲音。當聲音消失後，請盡快準備好捕捉下一個聲音吧。

**Point！**

- 即便不知道是什麼聲音，也不必為此感到焦慮。聲音會接連不斷地出現，請將精神集中在下一個聲音吧。
- 習慣之後，可以試著把注意力放在「聲音殘像」的部分，試著在腦海中再現同樣的聲音吧。

小知識

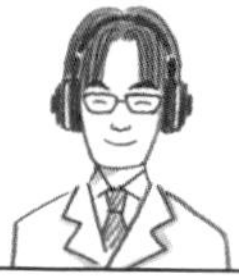

透過將精神集中在連續出現短音的練習，能夠更輕鬆地學會判別的能力。如果可以對短音的認知更加敏感，也能同步鍛鍊注意力和集中力。

掃描這裡也能聽！

Track 17

## 步驟 2

＊＊

# 感受聲音與聲音之間的長度

2分

聆聽法

**聲音將會以兩個一組的形式出現，請試著感受聲音與聲音之間的「間隔」。間隔的長度會越來越長，中途也會漸漸縮短。**

**Point！**

- 最初的高區段聲音會從左方傳來，第二個聲音則是從右方傳來。
- 要正確掌握聲音間隔的長度是比較困難的，只要能先感受到「有段時間沒有出現聲音」這一點就足夠了。
- 請一邊預測下一個聲音何時會出現，一邊進行訓練。

小知識

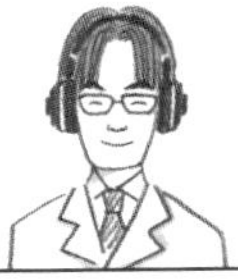

當我們在感知聲音的時候，「沒有出現聲音的空白時間」也有很大的影響力。在音樂領域中雖然有「休止符」這個概念，但音樂的律動（往前推進的動作）還是繼續在進行的。藉由感受「聲音與聲音的間隔長度」，在提高音樂鑑賞力的同時，亦能一起增強聆聽會話的能力。

掃描這裡
也能聽！

Track 18

步驟 3

＊＊＊

# 感受聲音的速度

2分

聆聽法

## 本階段會播放各種速度的曲子。請一邊留意速度的變化、一邊聆聽吧。

大家會依序聽到以❶「中等速度」→❷「快速度」→❸「亂數變化速度」的順序播放的曲子。

**Point！**

- 根據曲速的不同，同一段旋律的感覺會有什麼樣的變化呢？請特別留意這一點。
- 當曲子進展到接近區段或結束的部分時，演奏速度就會變慢。請試著將那種速度變化的感覺留在耳朵裡吧。

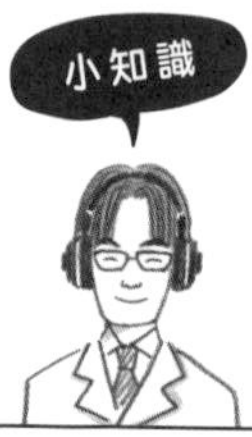


中等速度的曲子是以接近成人平均心跳數80BPM、快速度的曲子則是以接近嬰兒平均心跳數132BPM的程度製作的。每個人會感到心情舒適的音樂速度，會因為聆聽者本身的心跳速度，以及當天的身體狀況、情緒變化等因素而有所變化。其中快節奏的聲音和腦部的活性化是有所關聯的。

掃描這裡
也能聽！

## Check!

□能夠聆聽到短的聲音。

□能夠將短的聲音在腦海中重現。

□能夠感受到聲音與聲音之間那段「沒有出現聲音的空白時間」。

□能夠注意到曲速變化所造成的印象改變。

聲音博士的
實用情報

# ① 怎樣才叫做健康良好的耳朵呢？

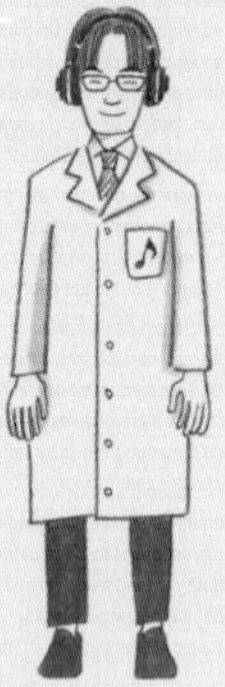

所謂健康良好的耳朵，就是指「能夠立刻聽到（感知到）自己想聽的聲音」的狀態。並且不管是遠處的聲音還是微小的聲音，都能立即察覺，還能從中獲取聲音的「意義」或「背景」的能力。

舉例來說，就像是當有人從遠處呼喊自己的時候，即使周圍的聲音吵雜，依然能立刻反應出聲音來源的方向。就像這樣，當我們因為年紀增長使得聽力多多少少衰退的時候，只要經過訓練，是有可能確保聆聽聲音的能力的。也就是說，**「無意識中聽到」聲音，和「積極地去聆聽」聲音，其實是兩種不同的能力。**

大腦是柔軟的器官。其中的神經迴路是越使用越能有效工作的，因此只要持續進行聲音的訓練，神經迴路建構的網路就會更綿密。如此一來，就能提升處理聽覺情報的能力，也能確保良好的聽力（聆聽能力）。

話雖如此，擁有太過強大的聆聽能力不全然是好事。如果獲取的聽覺情報過多、感知過量，就很容易讓大腦過度疲累。如果能控制耳朵雷達的敏感度，就能有效消減這樣的狀況。

我們應該要依自己想聽的意願，去改變耳朵的敏感度。也就是說，**「擁有對想聽的聲音就能立即去聆聽捕捉的能力」**，就是一對健康良好的耳朵。

# ② 眼睛與耳朵的不可思議關係

其實眼睛和耳朵並不是完全各自獨立作用的。各式各樣被輸入進來的感覺刺激，都會在大腦中相互連結。

過去人們曾經做過這樣的實驗。首先將樹木被風吹拂所產生的「樹葉磨擦的聲音」錄下來，只讓人用聽的來對這個聲音做出判斷。測試後發現，如果不知道聲音的來源是什麼，似乎就像是普通的雜音而已，幾乎所有的人都會認為這是一個「討厭的聲音」。然而，如果將這個聲音配上樹木在風中搖曳的影像，大家就會覺得它是個「優美的聲音」。這就是**眼睛所受的刺激延伸出聲音印象的情況，被稱為「視覺與聽覺的相互作用」。**

接下來，讓受測者們觀看彼此稍微拉開距離，坐在長椅上的男女照片，再分別搭配「明亮的長調曲目」和「灰暗的短調曲目」。結果，即便是同一張照片，配上明亮曲目時會給人愉悅開朗的印象，反之，播放灰暗曲目時則會讓人感到哀傷的氣氛。這就是耳朵受到的刺激延伸出視覺印象的情況。

就像這樣，人們在聆聽「聲音」時，並不是「只將聲音」獨立出來感受的。我們的大腦存在著「視丘」這個總管五感情報的部位。**當我們聽到聲音的時候，會包含身體的其他感覺做出綜合性地掌控。**相反的，如果是聆聽音樂的話，因為音樂自身會強烈地展現獨特的世界，擁有誘發「只將聲音」獨立出來的世界觀之能力。

如果想要有效地活用聲音，請務必也在眼睛所感受到的空間建構上下點工夫吧！

聲音博士的
實用情報

# ③在街上也能進行的耳朵訓練

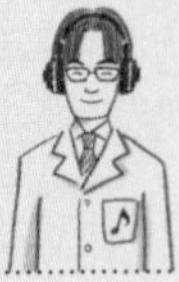

在這裡我們要跟大家介紹能藉由充滿各式各樣聲音的街上來進行耳朵鍛鍊的三種「聲音遊戲」。這會讓您對街上那些和房間內截然不同的聲音萌發感觸，漸漸促使大腦聽覺皮層的活性化。

**●促進腦部活性化的聲音遊戲**

**①站在街上任一處你喜歡的場所。**

**②慢慢地在原地旋轉360度，聽聽看周圍的聲音。**

**③遮起眼睛，一樣在原地慢慢旋轉360度。**

只靠著聲音來判斷，你有辦法轉回原本的位置嗎？因為會同時使用到眼睛和耳朵，對幫助腦部活性化相當有效。

**●同時聆聽近處和遠處聲音的聲音遊戲**

**①集中精神聆聽遠處的聲音。**

**②維持前項的狀態，試著再去加入一點近處的聲音。**

您可以同時聽到近處和遠處的聲音嗎？這項遊戲具有幫助耳朵焦點能更輕易地自由變換的效果喔。

**●「聲音接力」遊戲**

**①找尋街上持續出現的聲音（持續音）。**

**②一邊聆聽著前項中找到的聲音，接著繼續找尋其他持續的聲音。**

一邊在街上漫步、一邊捕捉持續音的遊戲，可以幫助我們的耳朵可以對鎖定的聲音立即做出反應。

# 第2部

# 耳朵的應用訓練

這階段開始
請使用CD！
即使只是放著聽
也OK！

應用01

# 活化你的腦部吧

這個部分的訓練是要增強送往腦部的聽覺刺激。

從步驟1～3都是使用同一段音源，

但是一開始在步驟1的階段只要將注意力放在「感受環境音」就可以了。

習慣之後，再繼續嘗試階段2和階段3的訓練。

因為會有很多聲音接連出現，請試著去辨別那是什麼聲音呢？

那些聲音彼此之間又有什麼不同呢？

這樣一來，傳達到大腦的聽覺情報量就會增加，

腦部的運作也會更加活潑。

Training Menu

# 訓練流程表

步驟1

**

## 感受環境音

↓

步驟2

**

## 記住環境音的種類和印象

↓

步驟3

***

## 感受環境音消失的瞬間

Track 19

## 步驟1

*

# 感受環境音

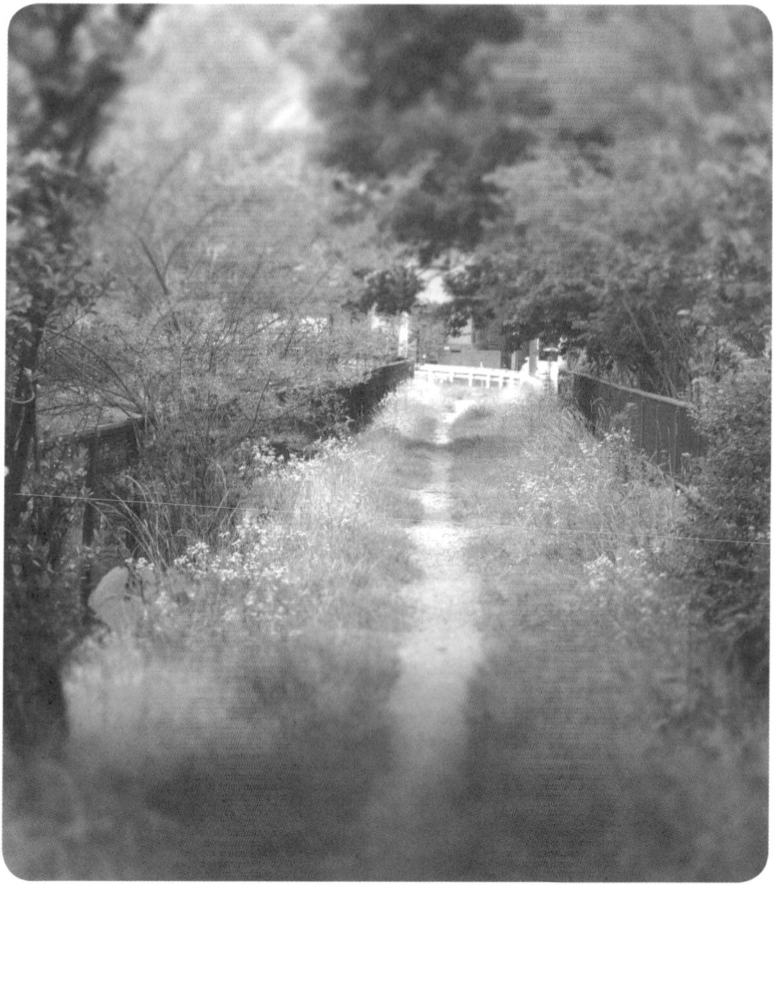

聆聽法

**在鋼琴的旋律中，會出現8種環境音。請將這些環境音從鋼琴的聲音中分離出來聆聽。**

**Point！**

- 首先請大家先放鬆心情，直接聽完整段音源吧。
- 幫出現的8種環境音取個名稱，並嘗試想像一下它的視覺風景。
- 於腦海中想像自己正身處在剛剛浮現出的空間，用這樣的感覺去聆聽音源吧。

小知識

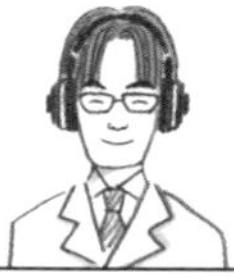

這是第1部訓練中「耳朵訓練01 試著分離聲音吧」的應用型。藉著耳朵追尋環境音變化的過程，能夠持續對腦部傳送聲音的刺激。

掃描這裡也能聽！

Track 19

步驟 2

# 記住環境音的種類和印象

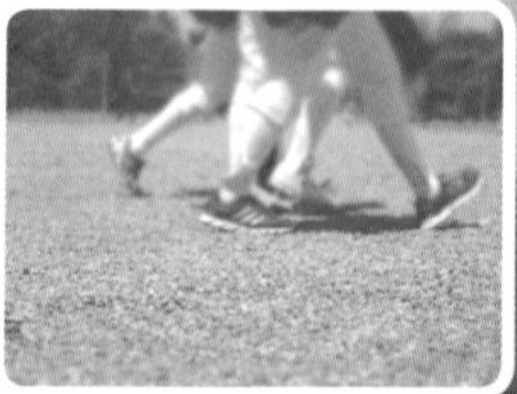

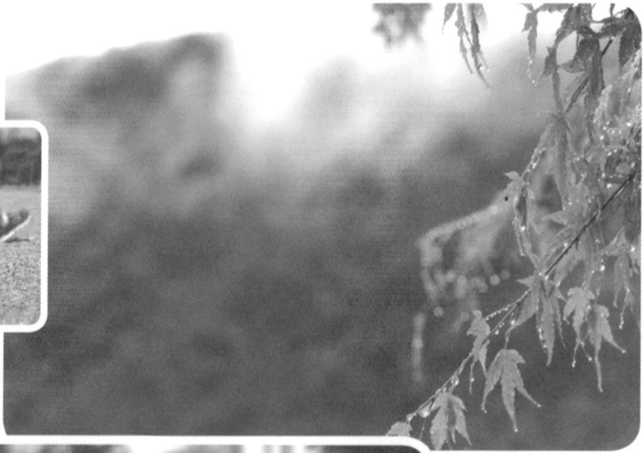

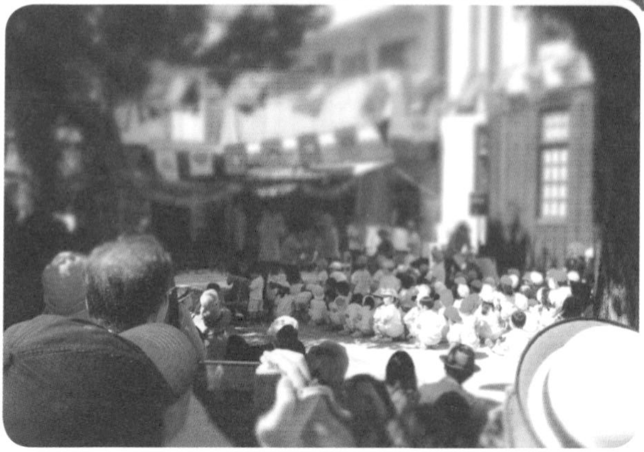

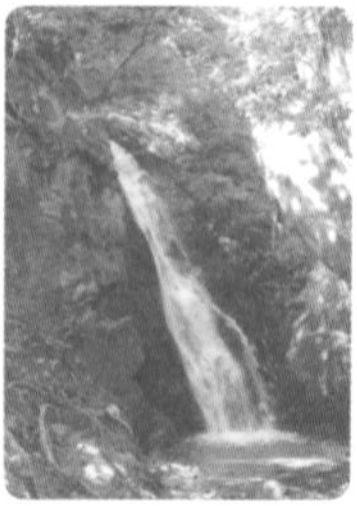

### 聆聽法

❶請數出人類產生的環境音和自然創造的環境音各有多少。再依照出現的順序幫它們取個名稱，並試著記下來吧。

❷請數出和水有關的環境音有幾個。並在其中選出您最喜歡的聲音，再將它的聲響記下來吧。

**Point！**

- 如果記不住每個聲音的名稱，就拿一張紙寫下來吧。
- 若是能大致掌握聲音的「雛形」，就比較容易在腦海中留下印象。

**小知識**

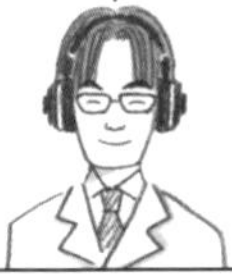

用無神的狀態聆聽聲音和集中精神去聆聽聲音，所產生的印象是大不相同的。對聲音投入更強的專注力，是和腦部活性化有所關聯的。

掃描這裡也能聽！

Track 19

## 步驟 3

* * *

# 感受環境音消失的瞬間

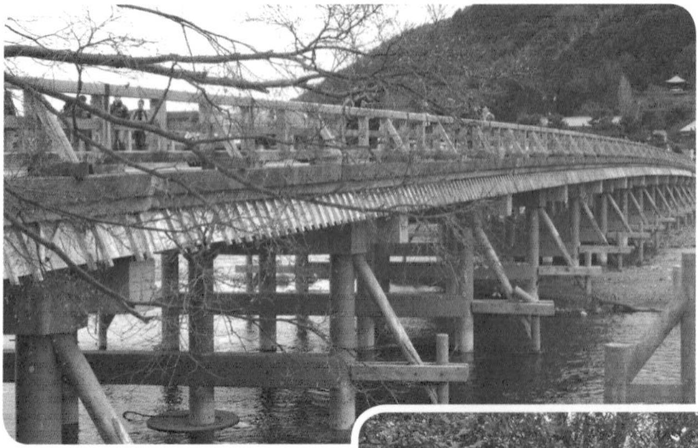

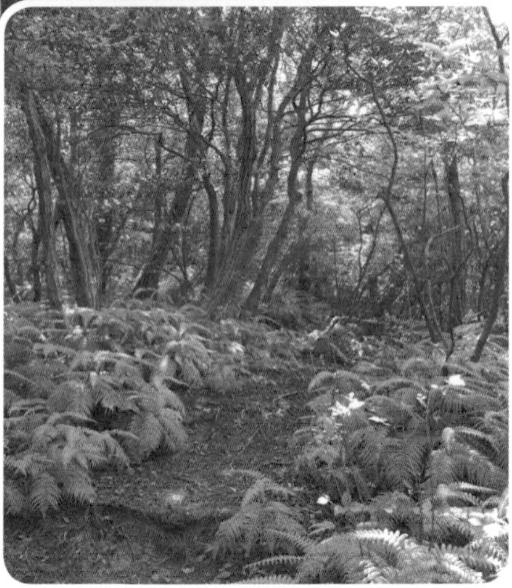

聆聽法

**聆聽時請試著注意環境音開始以及結束時的部分。其中會出現很快就消失、以及較慢消失的情況。請各位嘗試找出哪一段環境音是最長的。**

Point！

- 當環境音消失的瞬間，鋼琴的聲音或現實中的周遭聲音環境會有什麼變化呢？請大家留意看看吧。
- 如果能專注感受聲音消失的瞬間，對聲音的意識度就會更加敏銳。

小知識

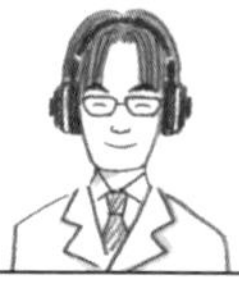

當我們去注意聲音消失的瞬間時，會對大腦帶來比較大的工作負荷。這樣一來，就會增強處理情報訊息的耐性，大腦就會漸漸活化。

掃描這裡也能聽！

應用02

# 讓身體更加年輕吧

這個部分是修正耳朵的「失衡」，讓身體更加年輕的訓練。

從步驟1～3都是使用同樣的音源，

一開始先只要在步驟1感受到「聲音高低的變化」就好。

習慣了之後，再嘗試進行步驟2和步驟3的訓練吧。

也請各位一併感受讓人放鬆身心音源的高低、寬廣度、速度，

藉此舒緩耳朵和周圍的肌肉。

將適度的聽覺刺激送往大腦，就會逐漸地活化我們的身體整體。

Training Menu

# 訓練流程表

步驟1

**

## 感受聲音的高低變化

↓

步驟2

**

## 意識到聲音的有無

↓

步驟3

***

## 感受環境音的寬廣度

Track 20

## 步驟 1

*

# 感受聲音的高低變化

聆聽法

**像是將音源緩緩地融入耳朵中那樣，輕鬆地聆聽。鋼琴的音域會依照「低音域→中音域→高音域→中音域→低音域」的順序變化，請留意其中的動態。**

## Point！

- 請大家特別在聆聽高音域部分時，讓耳朵一帶放鬆吧。
- 請用像是要將聲音吸入大腦般的感覺去聆聽。

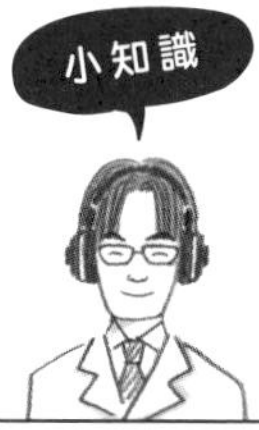


讓耳朵習慣高音域的聲音，會紓解耳朵周圍肌肉的緊繃，讓耳朵更容易發揮原有的機能。為了更加提升本階段訓練的效果，讓自己的呼吸節奏配合聲音會更加有效。透過呼吸得到的新鮮氧氣也會送達腦部，讓大腦能夠更圓滑地處理聽覺刺激的訊息。

掃描這裡
也能聽！

Track 20

## 步驟 2

# 意識到聲音的有無

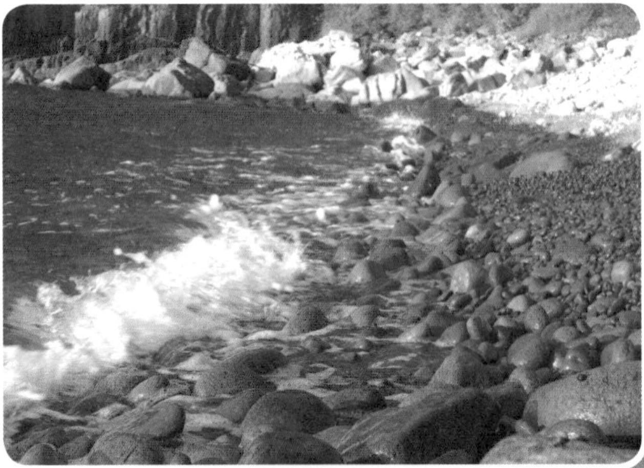

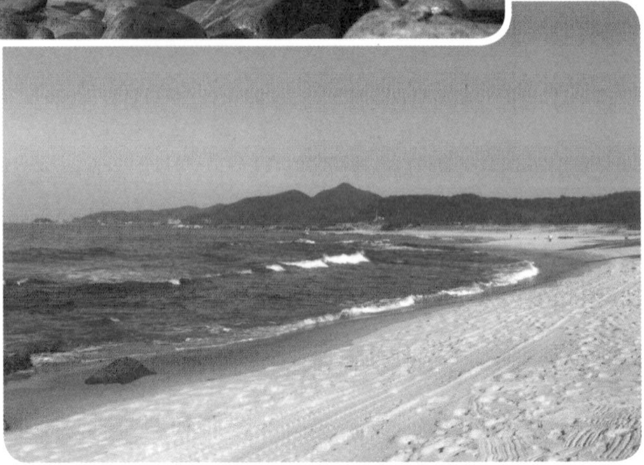

聆聽法

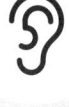

**請各位將意識集中在鋼琴旋律背景中出現的海潮波濤聲。中途會有一段長達30秒的部分是沒有海潮聲的。請將這個部分找出來。**

**Point！**

- 因為海潮聲從一開始就會出現，因此只要持續聽下去，就能很容易地發現聲音消失的瞬間。
- 請不要被海潮聲以外的聲音所干擾，將精神放在追尋目標聲音的這一點是很重要的。

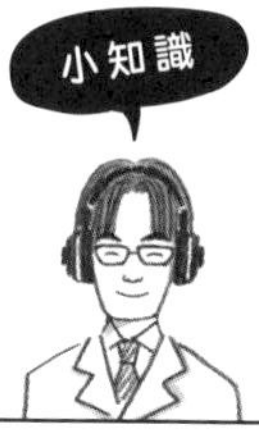


如果持續聽著同一種聲音，之後就可能會漸漸忽略它的存在、甚至遺忘。這個現象就是所謂的「習慣」，這會讓好不容易送往腦部的聲音刺激就這樣被流失掉。請偶爾投注較強的意識去留意聲音的存在，適度地給予聽覺刺激，讓大腦可以積極進行處理工作，這是很重要的。

掃描這裡也能聽！

Track 20

## 步驟 3

* * *

# 感受環境音的寬廣度

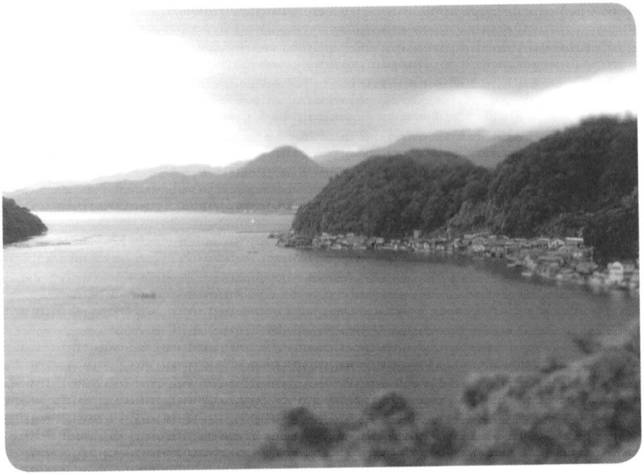

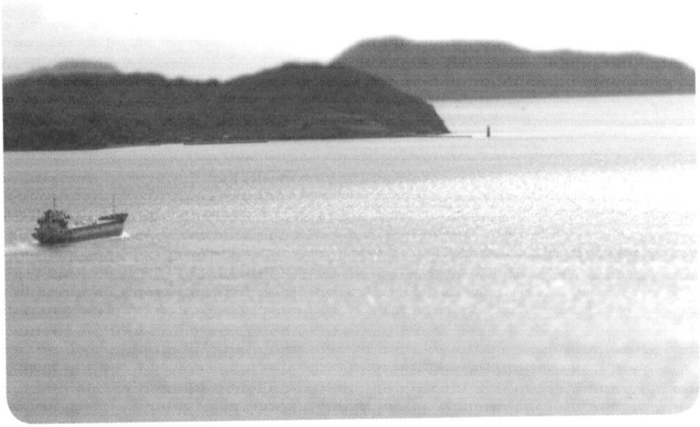

聆聽法

**請將注意力集中在鳥類（黑尾海鷗）的鳴叫聲。請找出其中出現、大約30秒左右的聲音交匯處。接下來，請留意鳥鳴聲是從哪個方位傳來的。**

（以右方、正面、左方等大致方向來辨別就好）

**Point！**

- 用像是讓自己身處在音源空間那樣的感覺，去感受聲音的位置吧。
- 聲音的印象會因為音源位置的改變而出現什麼變化呢？請試著用言語形容一下吧。

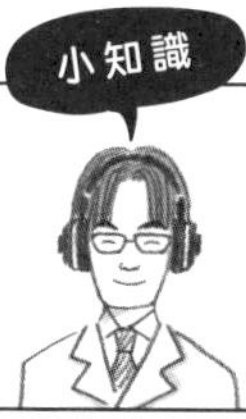


當我們聽見聲音的時候，就會知道那個聲音是在哪裡、是從哪個方向傳過來的。這就是所謂的「源自聲音的空間認知」。

掃描這裡
也能聽！

應用03

# 提升你的會話能力吧

這個部分是鍛鍊能讓會話進行更加順暢的「聽感力」訓練。

從步驟1～3都是使用同樣的音源，

一開始請留意步驟1的「聆聽背景音」即可。

習慣了之後，再嘗試進行步驟2和步驟3的訓練吧。

會話進行時，意識到周遭環境的聲音、對方談話的時機、聲音發出的方式、呼吸節奏等部分是很重要的。

這些綜合能力，就是確實建構會話的要素。

Training Menu

# 訓練流程表

步驟1

**

## 聆聽背景音

（分離力）

↓

步驟2

**

## 意識到聲音的「間隔」

（時間力）

↓

步驟3

***

## 意識到音色的差異

（音色力）

Track 21

步驟 1

*

# 聆聽背景音
## （分離力）

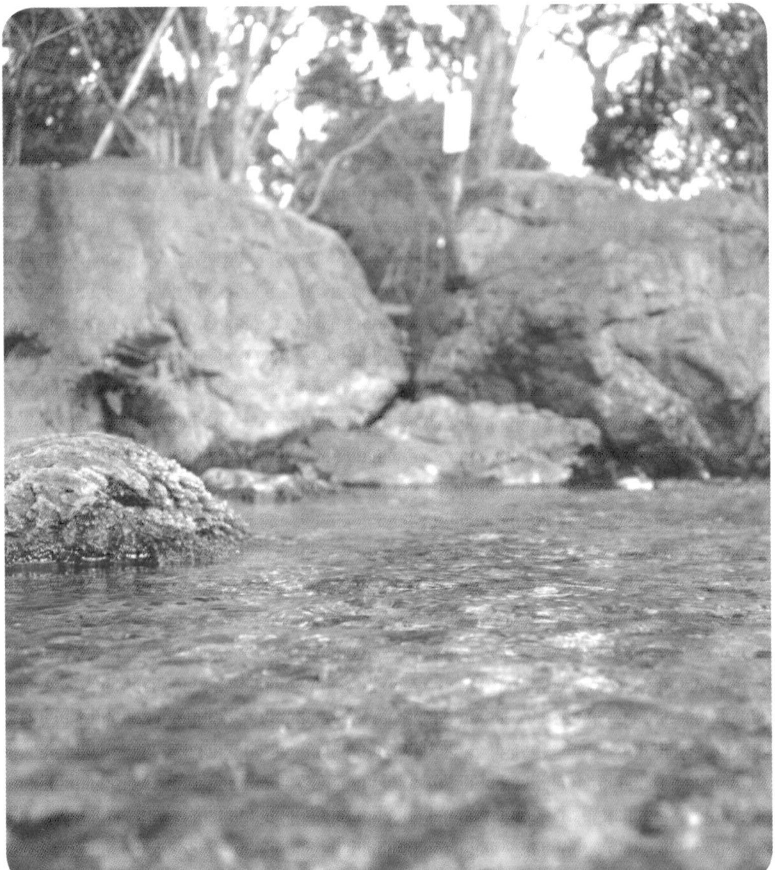

## 聆聽法

**在背景旋律中會依序出現較小音量的環境音。請留意這些環境音，聽看看它們到底是什麼聲音吧。**

**Point！**

- 環境音會和鍵盤樂器的聲音有所重合，因此聽起來或許會比較困難一些，因此請將注意力集中在音樂於中途暫時中斷的部分吧。
- 請注意聆聽音量的細微變化。

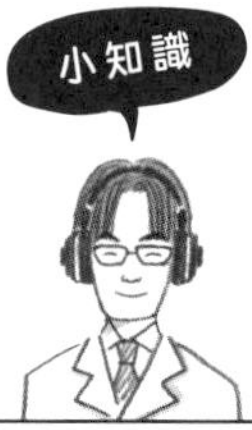


在聽他人談話時，將周圍混雜的聲音區分出來的「分離力」相當重要。為了有效養成這種能力，進行將音樂和環境音區分開來的「覆蓋訓練」是很有效的。藉由專注地察覺周遭的聲音，也能同時培養對聲音的集中力。

掃描這裡
也能聽！

Track 21

## 步驟 2

***

# 意識到聲音的「間隔」
## （時間力）

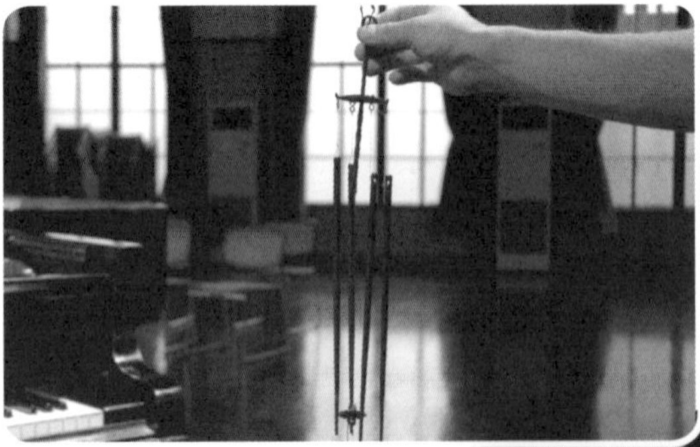

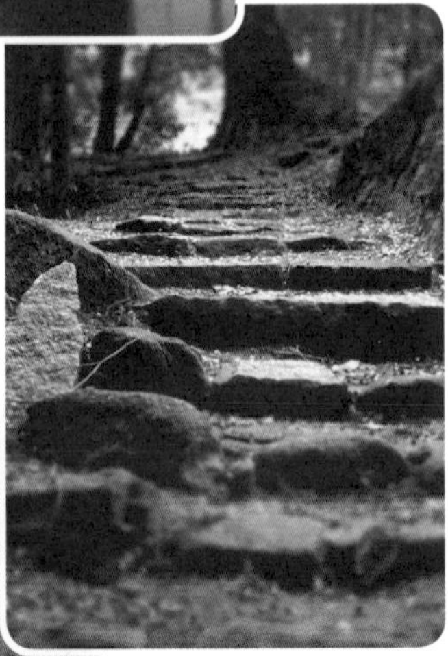

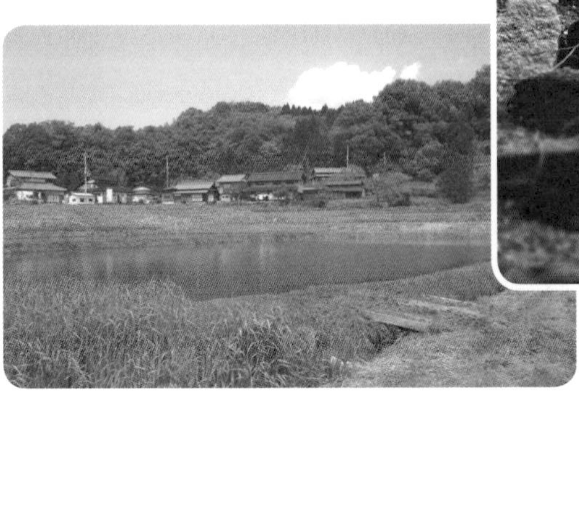

聆聽法

本階段的節奏會出現抑揚頓挫，請一邊感受曲子的起伏變動、一邊聆聽吧。曲子演奏的中途會出現數次大約5秒的「間隔」，請特別集中精神留意這個部分。

**Point！**

- 包含音樂暫時消失的「間隔」在內，請各位也將之視為音樂的一部分，以放鬆的心情去聆聽吧。
- 只要多聽幾次後，就能更容易地記住曲調。到了這個時候，一邊預測起伏變動、一邊聆聽曲子會更加有效。

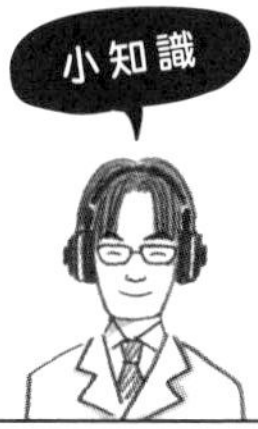


擅長與人對話的人，對於掌握和談話對象之間的「間隔」（時間力）也很有一手。會出現聽完對方說的話後又「再次詢問」的原因，就是對「間隔」的推測能力較弱。只要增加察覺聲音時間推移的能力，就能更輕鬆地搭上對話的步調。

掃描這裡也能聽！

Track 21

步驟 3

***

# 意識到音色的差異
## （音色力）

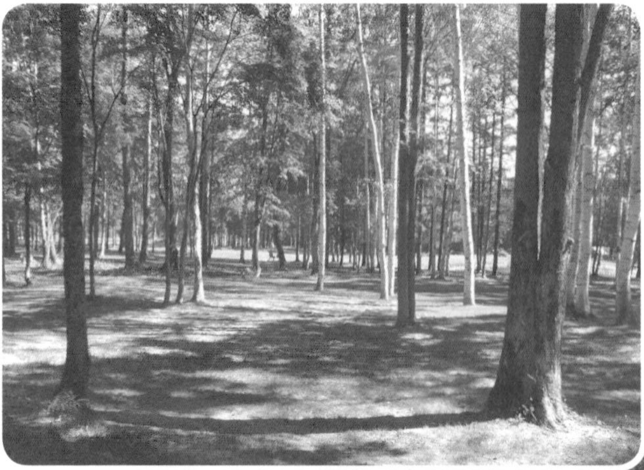

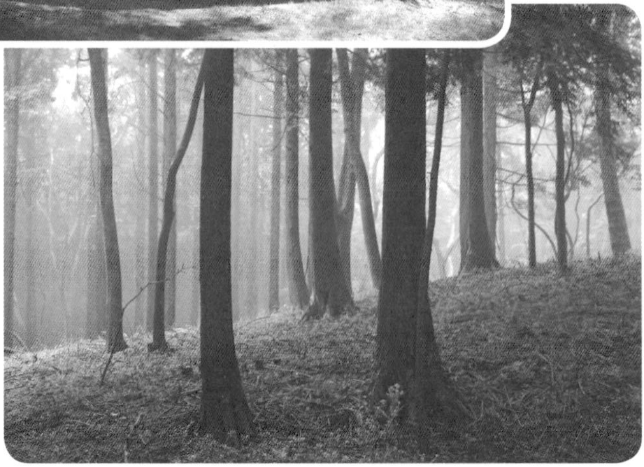

聆聽法

本階段的曲子會在中途改變演奏的鍵盤樂器。在各位聆聽時，請留意根據音色的變化，會對曲子的印象產生什麼樣的改變吧。

**Point！**

- 請選出自己喜愛的音色。
- 音色的不同，某種程度上是能夠藉由自己所想像的「詞彙」做出記錄的。就像是「明亮⇔灰暗」、「清爽⇔沉悶」等成對的形容詞那樣，各位也可以寫下屬於自己的組合。

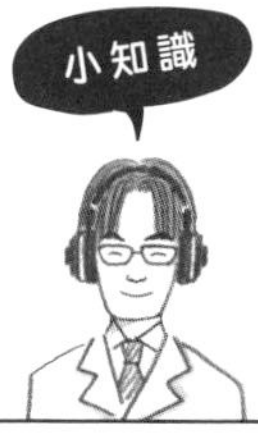


在進行會話的時候，「聲色」是其中相當重要的要素。即使是同樣的詞彙，透過發出聲音的方式和呼吸節奏，就能輕易地推測出對方的意圖和情感。若是能意識到「聲色=音色」這一點來聆聽的話，雙方的對話互動就能更圓滑，也能期待促成加深會話理解的效果。

掃描這裡
也能聽！

應用04

# 提升你的音樂感受力吧

這個部分是要讓「音樂鑑賞力」更上一層樓的訓練。

從步驟1～3都是使用同樣的音源，

一開始請留意步驟1的「察覺聲音的寬廣度」即可。

習慣了之後，再嘗試進行步驟2和步驟3的訓練吧。

在我們進行會話的時候，有非常多需要注意聽的細節部分，

但是在聆聽音樂的時候，掌握演奏整體的「風格」是很重要的。

請各位將精神放在音樂整體的寬廣度吧。

Training Menu

# 訓練流程表

步驟1

**

## 察覺聲音的寬廣度
（空間力）

↓

步驟2

**

## 意識到樂器的分部
（分解力）

↓

步驟3

***

## 追蹤音源的位置
（追蹤力）

Track 22

## 步驟 1

*

# 察覺聲音的寬廣度
## （空間力）

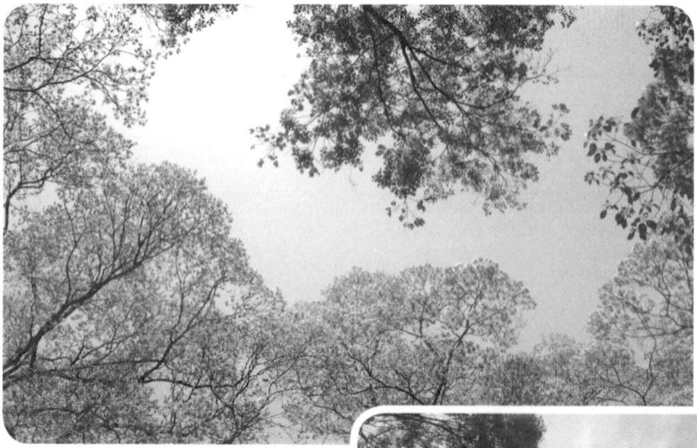

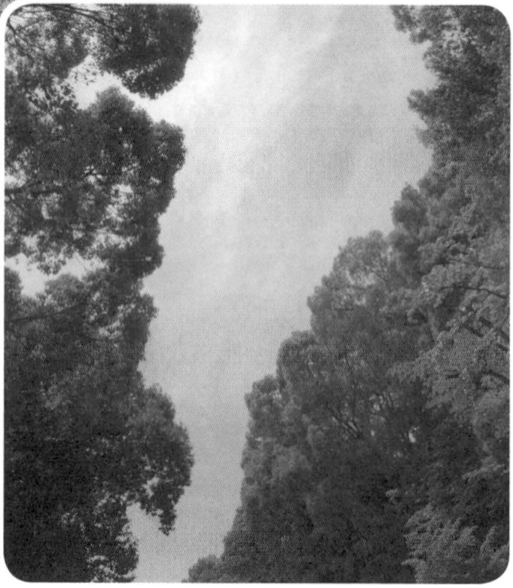

聆聽法

**請各位在聆聽時專注於鋼琴的音色上。一開始像是從正面傳來的鋼琴聲，之後會逐漸往左右兩邊擴展，最後再回歸到正面。**

**Point！**

- 像是要擾亂大家一樣，過程中還會出現各式各樣的樂器聲，但是請各位集中精神注意鋼琴聲音的寬廣度。
- 有些地方的聲音寬廣度會出現急遽變化，另外也有緩緩變化的部分。

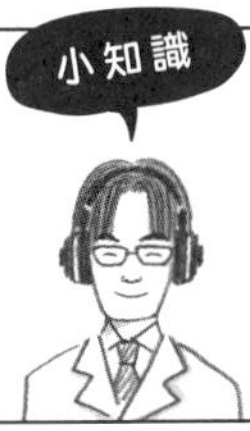


如果位於水平面的音源傳達到左右耳的路線出現誤差的話，就會產生微小的「時間差」和「強度差」。我們的大腦會捕捉到這些微妙的差異，讓我們在瞬間就感知到聲音的寬廣度。

掃描這裡也能聽！

Track 22

步驟 1

***

# 意識到樂器的分部

## （分解力）

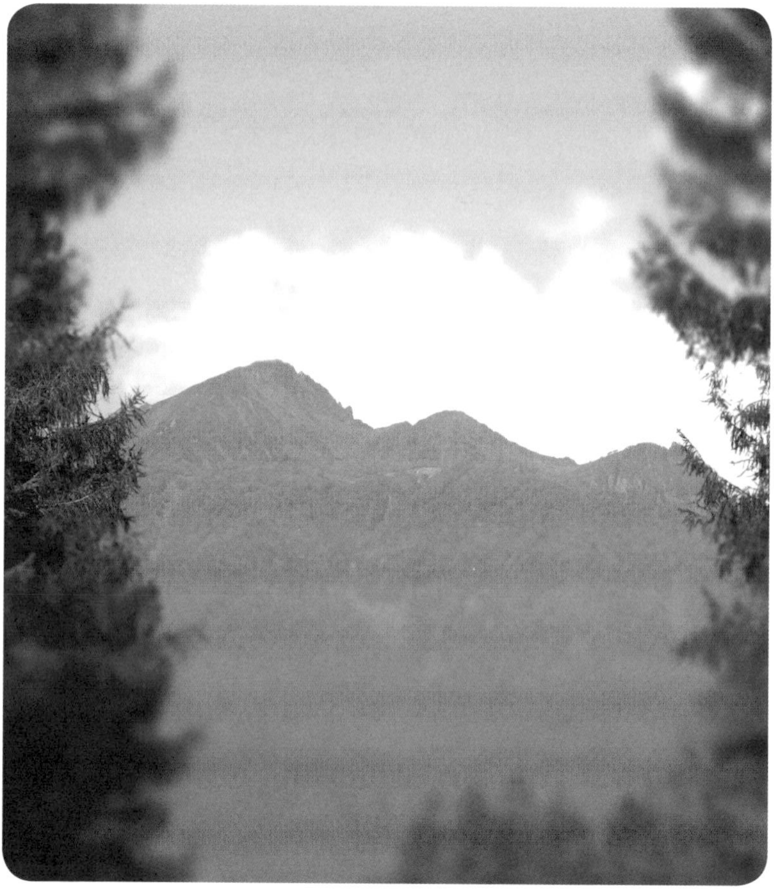

聆聽法

**在鋼琴之後，會有不同的樂器依序登場。會照著「鋼琴」→「貝斯」→「吉他」→「大提琴」→「鼓」的順序重合聲音，請嘗試感受其中的變化。**

**Point！**

- 一邊思考是在哪個地方出現最多的樂器分部，一邊聆聽曲子吧。
- 樂器分部重合以及減少的時候，音樂的印象也會隨之改變。請專注在這些地方，仔細聆聽吧。

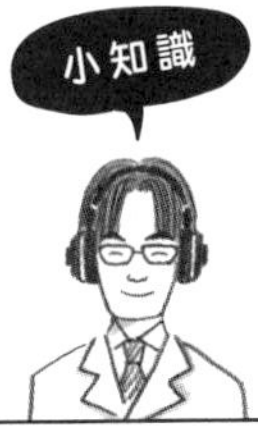


所謂的音樂分解力，就是指能立刻意識到想聽聲音的聽感能力。這需要能集中聆聽同一分部、以及總合全體聆聽的雙方面能力。總而言之，就像是相機的變焦鏡頭那樣，對於想聽的聲音就能立即讓耳朵對它聚焦。用交響樂團來舉例的話，就像是能瞬間辨別出小提琴分部的能力。

掃描這裡
也能聽！

Track 22

## 步驟 3

＊＊＊

# 追蹤音源的位置
## （追蹤力）

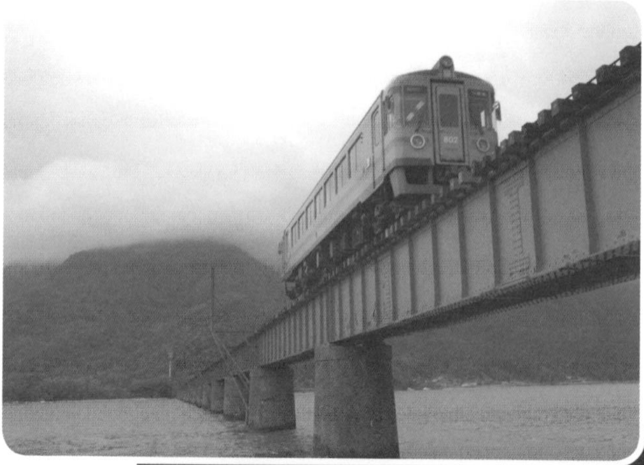

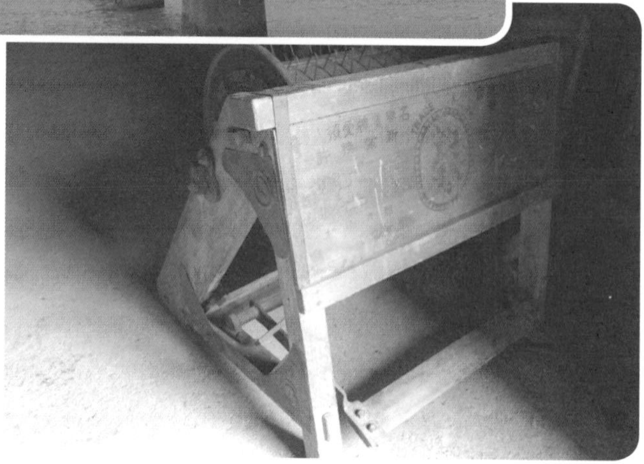

聆聽法

**曲子的背景會有動態的環境音接連登場。會照著「野鳥」→「打穀機」→「海鳥」→「列車」的順序出現，請一邊追蹤音源的位置、一邊聆聽吧。**

**Point！**

- 用彷彿聲音就是在眼前出現的感覺，去強化對聲音動態的想像吧。
- 不只是左右，也要去注意聲音的深度（音源位置的前後關係），以立體的方式去感受聲音。

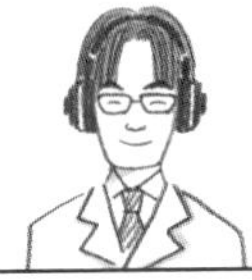


音樂就是時間、空間的藝術。旋律本身自不用多說，聲音的強弱、速度、音色也會有讓人意外的變化移動。只要培育出能夠應對聲音空間變化的耳朵，音樂鑑賞能力也會有飛躍性的成長喔！

掃描這裡也能聽！

# 體驗者的回饋

實際利用CD進行訓練的各位朋友，將跟大家分享他們在聽之前及之後，在「聆聽聲音的狀態」上有什麼樣的改變。

**1. 請告訴我們您在耳朵方面的煩惱或問題。**

**2. 請分享您聽完音源後的感想。**

**3. 聆聽周遭聲音的狀態有什麼樣的變化呢？**

### 山田正子女士（76歲）

1. 我非常清楚耳朵機能的重要性。所幸自己的耳朵現在並沒有日常生活上的困擾。
2. 海潮的聲音、孩子們的聲音，可以聽到類型廣泛的音源，確實能讓我感受到自然界聲音的美妙之處。
3. 藉由聆聽輕柔的聲音，帶給耳朵刺激，現在我可以意識到各式各樣的聲音了。

### 芝原淳平先生（21歲）

1. 很難聽清楚別人的聲音。
2. 我是戴著耳機訓練的，拿下耳機的瞬間就「喔喔！」驚呼一聲，四周圍的聲音聽起來都更加鮮明了。
3. 過去聽得很吃力的周遭聲音，現在都能輕鬆地聽見了。

**S先生／女士（46歲）**

1. 總覺得看電視時，電視劇人物的對白都聽不清楚。看新聞的情況就好一點，但還是不太能理解報導中的內容。
2. 以我個人的感覺來說，音樂旋律，特別是高音的部分是用右耳在聽的；背景音則是左耳甚至腹部在接收的。
3. 聽著音樂，就感覺真實世界的聲音清楚地傳進耳朵裡了。連聲音和聲音之間的空白也能感受得到。

**片山美保子女士（79歲）**

1. 到了晚上，電視機的音量就會在不知不覺中開得很大聲。比起早上，似乎在晚上的時候聽力會比較差。
2. 可以非常放鬆，也能將背景音中的自然音聽得很清楚。因為我很喜歡鳥鳴聲和海潮聲，所以聽得特別清晰呢。
3. 我覺得現在可以更容易地聽到背景音了。或許自己的注意力開始能聚焦在那些聲音上了吧。現在早上和晚上的電視音量差距比以前更小了。

**藤井美有希小姐（28歲）**

1. 因為乾燥，導致耳垂乾裂了。有時候一壓耳朵，就會覺得非常疼痛。
2. 心情更平靜，腦袋也更加清晰了。
3. 在進行音源訓練後，現在聽到外面下雨或蟲鳴的聲音時，都覺得能很鮮明地傳達到耳朵裡。

**野間祐子女士（46歲）**

1. 去年曾被診斷疑似為美尼爾氏綜合症。很難聽到日常生活對話中出現的低音，有時還要請對方再重複一次。
2. 以前覺得一天到晚在身邊都有各式各樣的聲音是很理所當然的事，並不覺得耳朵也會有「疲勞」的狀況。對我來說真的是很棒的大發現！
3. 我發現自己可以感受到身體中、房間中、以及環境中的各種聲音了。平常曾遺漏的那些聲音，現在都能確實聽見了。

**K先生／女士（49歲）**

1. 耳鳴、美尼爾氏綜合症特有的低音域聽力弱化、年紀增長所伴隨的輕度高音域聽力衰退，以及極輕微的聽覺過敏症狀。
2. 聽了水流聲、蟲鳴聲、蛙鳴聲或是和這些相近的聲音後，耳鳴的狀況消失了、耳朵的壓力也消除了，但是人的聲音或腳步聲就對耳鳴沒有效果。
3. 像是生活環境音或是住家外面的聲音，好像可以將自己的意識頻率準確對往各式各樣的聲音了。

**M先生／小姐（24歲）**

1. 目前並沒有特別出現什麼問題。
2. 發現自己會很自然地閉上眼睛聆聽。平時我幾乎沒有留意過這些聲音，所以好像是自己浸透進音樂、去探尋聲音所在的感覺。
3. 感覺聲音變得有起伏了。現在還會試著去聆聽外面出現的聲音。

**森山雪子女士（50歲）**

1. 左耳有耳鳴的狀況。
2. 我能感受到，如果鋼琴曲的步調再緩慢一些，讓旋律變得更抽象的話，總覺得這時跟環境音有所契合，心情也會變得更好。
3. 聽力似乎變好了。

**T先生／小姐（58歲）**

1. 在吵雜的環境下很難聽清楚別人的對話，也有年紀增長所造成的聽力衰退。聽音樂的時候，如果高音不夠高，似乎就不太能盡興。
2. 與其說是活性化，不如說是讓人很放鬆，有助眠效果。
3. 目前只聽過一次而已，所以還不清楚有什麼效果。

**室野愛子小姐（37歲）**

1. 聽到母國語唱的歌就無法集中精神，因此無法打開電視放著聽。此外，只要累積壓力，就會有耳鳴的狀況。

2. 就像是和聲音玩躲貓貓或捉迷藏一樣。一閉上眼睛聆聽，聲音就在意識層一會兒出現一會兒又消失，就像是在其中蹦跳躲藏那樣。

3. 現在會注意到過去不曾留意的空調運作聲。

**細谷逸人先生（45歲）**

1. 1. 沒有特別的問題。

2. 可以感受到即便是同樣的鋼琴演奏，但只要背景環境改變，聲音的呈現也會有所不同。

3. 能體會到音響生態學的深奧之處了。

**遊部香女士（42歲）**

1. 平時不曾注意到，但經過音源訓練後，感覺左耳的聽力似乎比右耳來得好。

2. 平常我只會播放音樂當背景音來聽，但專心去聆聽之後就有了各式各樣的發現。像是現在就了解到當聲音傳入耳朵後，自己從下顎周遭的骨頭一直到面部整體，似乎都能感受到聲音的存在。

3. 那些過去沒特別去聆聽的聲音，現在都會留意到了。

**國井みさえ女士（64歲）**

1. 以前曾罹患突發性重聽，現在已經痊癒了。因為我喜歡聽合唱團演出，當重聽的情況出現後才驚覺耳朵的重要性。

2. 因為會出現各式各樣的環境音，所以會很期待下一個登場的會是什麼聲音。我對自己耳朵的集中力從鋼琴擴展到更深入的環境音這點特別有感。就像是耳朵的肌肉訓練！

3. 電風扇吹拂的聲音、突來的潺潺降雨聲、外頭駛過的車輛聲音、甚至對遠處的聲音都變得更敏感了。

**石田美智代女士（52歲）**

1. 有時會意識到體內的聲音（心臟的跳動等）或手錶秒針的運作聲。如果電視和廣播同時發出聲音，那種不協調的聲音混在一起的情況會讓我覺得難受。

2. 從嘴巴和肌膚所攝取接觸的東西是可以感覺到的，但是從耳朵、鼻子、眼睛所獲得的東西都是無意識間取得的。聽了本書的音源，心靈和身體的狀況都變好，自然治癒能力也有所提高，就像是耳朵的良藥一樣。

3. 讓自己的耳朵可以「專注地聆聽聲音」了。比起過去的狀況，現在也更能意識到自然環境的聲音。

**井上由起子女士（55歲）**

1. 很容易受到氣壓變化的影響，也很容易耳鳴。像是搭乘車子通過高地地段、或是搭飛機降落前都一定會出現這個狀況。所以總是隨身帶著耳塞。

2. 相當棒的旋律，是能讓耳朵沈靜的音源。

3. 會出現像是水流聲、鳥鳴聲等許多聲音，其中也有無法判斷究竟是什麼的聲音。

**植木順子小姐（35歲）**

1. 我在大概1年又5個月前動了腦部外科手術。手術後右耳就時常出現耳鳴的狀況，總是為了聲音反饋、二重音、聲音的增強等情況所苦。之後耳鳴的問題雖然漸漸消失了，但現在變得會對金屬音過於敏感。

2. 明明全神貫注地讓耳朵專心獲取在外部的複數聲音情報，但高度的集中力竟然讓身心放鬆。耳朵得以專注、腦袋也更清晰，對我來說就像是內心也無限寬闊起來那樣近似冥想的感覺。

3. 隔著關起來的窗戶聽著外頭的蟲鳴聲，原以為聲音被遮蔽是理所當然的，但聽起來卻比預想的還要清楚。在進行本書的音源訓練之前，即便是打開窗戶都還聽不太到的呢。覺得自己對聲音的敏感度以及意識都更加擴展了。

**N先生／女士（57歲）**

1. 因為老化導致聽力變化，左右耳的聽力平衡已經逐年惡化了。
2. 總之就是讓內心平靜。該說是精神安定下來的關係嗎？就像是去到讓人相當懷念的地方、並且被那種氛圍整個包覆起來那樣的感覺。讓我在情緒平穩的狀態下被吸入音源之中。
3. 並沒有感受到太特別的變化。

**I先生／小姐（32歲）**

1. 雖然沒有自己意識到的症狀或問題，但是曾出現沒有聽到從遠處傳來的對話之類的恍神狀態。希望能夠讓自己的腦袋切換更迅速，工作也更加集中。
2. 可自在地隨著鋼琴的旋律聽到恰好能掌握的日常環境聲音。藉由追尋聲音的過程，可以感受到季節感和時間帶的推移變化，工作也順著這股氛圍更能順暢進展了。
3. 即使身在辦公室，也能感受自然，因此也可以進行深度呼吸。

**松島直哉先生（45歲）**

1. 目前還沒有太嚴重的障礙或煩惱。
2. 對於在不知不覺中就「被迫聽見」各式各樣聲音的人來說，現在不僅音樂、就連街道上的聲音也能以「自主聆聽」的形式去進行捕捉，我認為這是一個很好的訓練媒介。
3. 在較為協調的鋼琴音中，加入相對不協調的環境音。耳朵自然地去追尋這些聲音，使得聲音變得立體化，讓我體會到聲音空間一口氣拓展到深處的感覺。

**H先生／女士（65歲）**

1. 目前並沒有感覺到什麼不方便。
2. 這並不是只聽過一次就能讓耳朵變好的訓練。但只要經常聆聽（＝持續訓練）的話，我想一定能夠感受到改變的。
3. 過去不曾留意到的蟲鳴聲、淺灘溪流聲、風吹聲、樹葉摩擦聲等聲音的美感讓我為之感動。連心靈都被洗滌了。

# 結語

平時我們總是在不知不覺中聽著各種聲音。在近乎無意識的狀態下，進入耳朵的聲音就自動地被我們區分開來。若是說到能讓人特別注意到的聲音，大概就數人聲和音樂之類的吧。實際上，除了那些經常被我們聽見的聲音以外，在日常生活的背景中，就屬環境音這種類型的數量最多了。

在現代社會，因為多媒體機器與人工環境的高度發達，使得人們的耳朵和大腦都處於被過度使用的狀態。這也造成大家的腦部機能衰退，導致我們「聆聽聲音的狀態」開始處於會自動遺漏周邊聲音的情況。

在這種狀態下，我們就無法好好地感受聲音，聆聽聲音時也不再清晰。因此，我們開發出這套改善聆聽聲音機能的特別訓練法。

只要各位一邊閱讀本書、一邊聽著本書所附的ＣＤ練習，就能輕鬆自在地鍛鍊自己的耳朵。同時，依循您自己的進度安排，持續進行「耳朵訓練法」，就能增廣所聽到聲音的豐富度，也能讓各位的生活品質更上一層樓。

本書的出版，承蒙Yamaha Music Entertainment的國井麻梨小姐的大力協助，在此致上我最深的謝意。

２０１７年10月　小松正史

# 本書所使用的環境音以及收錄場所

| | 音源名稱 | 收錄場所 |
|---|---|---|
| Track 01 | 春天的小河 | 京都府宮津市 |
| | 小鳥的鳴唱 | 神奈川県足柄下郡箱根町 |
| | 通過由良川鐵橋的列車聲 | 京都府宮津市 |
| | 夏天的海潮聲 | 京都府宮津市（天橋立） |
| Track 02 | 町家的水琴窟 | 京都市中京区 |
| Track 03 | 夏天的海潮聲 | 京都府京丹後市（琴引浜） |
| | 早晨的蟬鳴 | 京都府宮津市（うみほし公園） |
| | 春天的小河 | 京都府宮津市 |
| Track 07 | 西藏小響鈸（Tingsha） | 京都市左京区（京都精華大学） |
| | 明珍火箸風鈴 | 京都市左京区（京都精華大学） |
| Track 10 | 森林的自然音（鳥・河川・樹葉摩擦） | 京都市左京区（糺の森） |
| Track 11 | 石磨迴轉聲 | 京都府宮津市（丹後郷土資料館） |
| Track 12 | 瀑布水的落下聲 | 滋賀県米原市 |
| Track 13 | 舞妓的木鞋聲 | 京都市中京区 |
| | 腳踏車行走在細砂路上的聲音 | 京都市中京区（京都御苑） |
| | 雪融解的落水聲 | 京都市宮津市 |
| | 小孩子的玩樂聲 | 京都市中京区（児童公園） |
| | 喧囂的商店街 | 京都市中京区（錦市場） |
| | 小河 | 京都市左京区（糺の森・瀬見橋） |
| Track 14 | 春天的鳥鳴聲 | 京都府宮津市（うみほし公園） |
| Track 15 | 祇園祭的神輿渡御・還幸祭 | 京都市中京区（姉小路通） |
| Track 16 | 車子和機車的行駛聲 | 京都市中京区（御池通） |
| | 踏在落葉上的腳步聲 | 京都府宮津市（うみほし公園） |
| | 水滴的聲音 | 滋賀県米原市 |
| | 青蛙的鳴叫聲 | 京都府宮津市 |
| | 平交道的信號音 | 京都市左京区（叡山電車） |
| | 雞叫聲 | 京都市左京区（京都精華大学） |
| | 夏天的雷聲 | 京都市左京区（鞍馬山） |
| | 夏天的梵鐘聲 | 京都市東山区（清水寺） |
| | 邊騎腳踏車邊吹小喇叭的豆腐小販 | 京都市中京区（竹屋町通） |
| | 庭園的小河 | 京都市下京区（渉成園） |
| | 黑尾海鷗的鳴叫聲 | 京都府与謝郡伊根町 |
| Track 19 | 春天的小河 | 京都府宮津市 |
| | 水滴的聲音 | 滋賀県米原市 |
| | 踏在落葉上的腳步聲 | 京都府宮津市（うみほし公園） |
| | 小孩子的玩樂聲 | 京都市中京区（児童公園） |
| | 夜晚的蟲鳴聲 | 京都府左京区（大原地区） |
| | 夏天的雷聲 | 京都市左京区（鞍馬山） |
| | 春天的鳥鳴聲 | 京都府宮津市（うみほし公園） |
| | 瀑布水的落下聲 | 滋賀県米原市 |
| Track 20 | 拍打岩石海岸的波濤聲 | 京都府京丹後市（犬ヶ崎） |
| | 黑尾海鷗的鳴叫聲 | 京都府与謝郡伊根町 |
| Track 21 | 小河 | 京都市左京区（糺の森・瀬見橋） |
| | 明珍火箸風鈴 | 京都市左京区（京都精華大学） |
| | 青蛙的鳴叫聲 | 京都府宮津市 |
| | 參拜信徒踏上舞台的聲音 | 京都市東山区（清水寺の舞台） |
| | 手工風鈴的響聲 | 京都市左京区（京都精華大学） |
| | 濕地的鳥鳴聲 | 京都府宮津市（うみほし公園） |
| Track 22 | 小鳥的鳴唱 | 神奈川県足柄下郡箱根町 |
| | 腳踏式打穀機的運作聲 | 京都府宮津市（丹後郷土資料館） |
| | 黑尾海鷗的鳴叫聲 | 京都府与謝郡伊根町 |
| | 通過由良川鐵橋的列車聲 | 京都府宮津市 |

## ●主要参考文献

今野清志『耳は1分でよくなる！―薬も手術もいらない奇跡の聴力回復法』自由国民社、2015年
岩宮眞一郎『図解入門 よくわかる最新音響の基本と応用』秀和システム、2011年
小松正史『サウンドスケープのトビラ―音育・音学・音創のすすめ』昭和堂、2013年
小松正史『賢い子が育つ 耳の体操』ヤマハミュージックエンタテインメント、2017年
篠原佳年『聴覚脳―耳を変えれば人生が変わる』きこ書房、2003年
中川雅文『「耳の不調」が脳までダメにする』講談社、2009年
中川雅文『耳トレ！―こちら難聴・耳鳴り外来です。』エクスナレッジ、2011年
中川雅文『耳がよく聞こえる！ようになる本：自分で聴力を回復する正しい方法』河出書房新社、2015年

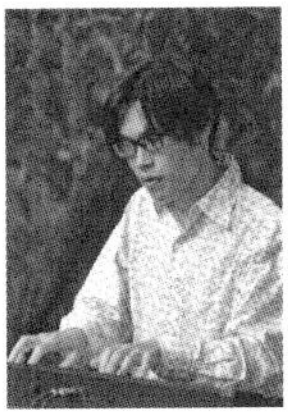

【作者】

**小松正史**

作曲家、鋼琴家、音育家。1971 年生於京都府宮津市。大阪大學研究所（工學研究科 · 環境工學專攻）畢業，工學博士。不僅是音樂，也著重在「聲音」這個主題，並將之活用於教育、學術、設計等領域。專業學術領域為音響心理學與聲音景觀（Soundscape）論。經手 BGM 與環境音樂的製作，也會進行鋼琴演奏演出。擔任過許多影像作品的音樂監督，並提供樂曲使用。此外，也在京都塔、京都國際漫畫博物館、京都丹後鐵道、耳原綜合醫院等公共空間進行聲音環境的設計。鑽研聽覺與身體感覺的課題，並在全國各地開設工作室，實踐獨創的音育（おといく，otoiku）。自 2001 年起任職於京都精華大學人文學部，現為該單位教授。http://www.nekomatsu.net

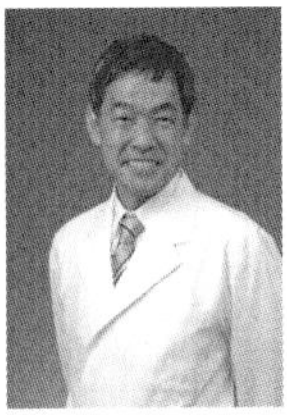

【監修者】

**白澤卓二**

醫學博士。白澤抗加齡醫學研究所所長。御茶水健康長壽診所院長。1958 年生於神奈川縣。自千葉大學醫學部畢業後，歷經東京都老人綜合研究所病理部門研究員、老化基因生物標記研究團隊主持人等服務經歷。2007 ～ 2015 年擔任順天堂大學研究所醫學研究科加齡制御醫學講座教授。進行壽命制御基因及阿茲海默型失智症的分子生物學研究。著作有《100 歳までボケない 101 の方法》等諸多作品。經常獲邀出席電視節目等場合，以容易理解的方式解説醫學，獲得廣大好評。

TITLE

聽音樂，練耳朵(附CD)

STAFF

出版　瑞昇文化事業股份有限公司
作者　小松正史
監修　白澤卓二
譯者　徐承義

總編輯　郭湘齡
文字編輯　徐承義　蔣詩綺　陳亭安　李冠緯
美術編輯　孫慧琪
排版　靜思個人工作室
製版　昇昇興業股份有限公司
印刷　桂林彩色印刷股份有限公司

法律顧問　經兆國際法律事務所　黃沛聲律師

戶名　瑞昇文化事業股份有限公司
劃撥帳號　19598343
地址　新北市中和區景平路464巷2弄1-4號
電話　(02)2945-3191
傳真　(02)2945-3190
網址　www.rising-books.com.tw
Mail　deepblue@rising-books.com.tw

初版日期　2019年1月
定價　350元

ORIGINAL JAPANESE EDITION STAFF

音源制作・写真撮影　小松正史
デザイン　村上佑佳
イラスト　平澤朋子
編　集　國井麻梨

國家圖書館出版品預行編目資料

聽音樂,練耳朵 / 小松正史著 ; 白澤卓二監修 ; 徐承義譯. -- 初版. -- 新北市 : 瑞昇文化, 2018.11
112 面 ; 14.8 x 21 公分
ISBN 978-986-401-288-6(平裝附光碟片)
1.聽力學
416.812　107018741

國內著作權保障，請勿翻印／如有破損或裝訂錯誤請寄回更換
1 PPUN DE「KIKOE」GA KAWARU MIMI TORE！
© 2017 Masafumi Komatsu (author)、Takuji Shirasawa (supervisor)
All rights reserved.
Originally published in Japan by Yamaha Music Entertainment Holdings, Inc.
Chinese (in traditional character only) translation rights arranged with Yamaha Music Entertainment Holdings, Inc. through CREEK & RIVER Co., Ltd.